上班族

身体保养指南

第2版

路新宇 著

中国中医药出版社
·北京·

图书在版编目（CIP）数据

上班族身体保养指南 / 路新宇著 . —2版 . —北京：中国中医药出版社，
2019.1

ISBN 978 – 7 – 5132 – 5317 – 8

Ⅰ . ①上… Ⅱ . ①路… Ⅲ . ①养生（中医）—指南 Ⅳ . ① R212-62

中国版本图书馆 CIP 数据核字（2018）第 246777 号

中国中医药出版社出版

北京市朝阳区北三环东路 28 号易亨大厦 16 层

邮政编码 100013

传真 010-64405750

廊坊市祥丰印刷有限公司印刷

各地新华书店经销

开本 710×1000 1/16 印张 13 字数 202 千字

2019 年 1 月第 2 版 2019 年 1 月第 1 次印刷

书号 ISBN 978 – 7 – 5132 – 5317 – 8

定价 49.00 元

网址 www.cptcm.com

社 长 热 线 010-64405720

购 书 热 线 010-89535836

维 权 打 假 010-64405753

微信服务号 zgzyycbs

微商城网址 https://kdt.im/LIdUGr

官方微博 http://e.weibo.com/cptcm

天猫旗舰店网址 https://zgzyycbs.tmall.com

如有印装质量问题请与本社出版部联系（010-64405510）

实践者必受益

再版序

感谢每一位读者朋友，感谢每一位中医学习者，是大家的支持和鼓励让我在科普中医的路上顺利走下去。《上班族身体保养指南》（第1版）在2013年出版后，多次重印，很多朋友反馈说，书里面的方法简单易操作，常见病的经络处方有效果，这让我很欣慰，感觉自己做的努力有价值。

当然，也有朋友觉得健康交给医生就好了，认为自己做不来。我认为平时对身体的保养自己应该参与，如果疾病来临则请医生当面诊治。毕竟，生病是我们生命长河的片段，其实工夫是在平时的。

了解、学习健康知识难不难？我认为很容易。学习和实践结合在一起，就能达到"学而时习之，不亦说乎"的境界。

"学海无涯苦作舟。"很多成年朋友提到学习就发怵。苦中有乐吗？孔子曰：学而时习之，不亦说乎！我发现如果学的"知识"能够与实践紧密相连，可以一边学习，一边实践，个人修为也随之提升，会经常"不亦说乎"。

本书第一章所讲的易堵塞穴位探查，就是一种与身体对话的方法，您可以一边实践一边体会穴位痛感的变化，当十二经络的易堵塞穴位都不疼痛的时候，也许身体的一些状况莫名其妙地消失了，这是一件多么有趣、开心的事啊！

当然，学习实践还需要有强大的动力。

我遇到很多非医学专业的朋友，自学中医学得很好，他们多数人要么身体"有病"，要么心里"有病"，去除病痛是他们学习的原动力。

我大概在大学毕业十年后才回归中医，当时人生好像无路可走，突然抓到了一根救命稻草，极为珍惜，有了强大的动力，对中医产生了强烈的"爱"。

保养身体需要爱与动力，还需要坚持，每天进步一点，累积到一定阶段，也许是一个月，也许是一年，也许是十年，回头看，取得的成绩甚至让自己惊讶。

根据我十年来坚持的经验，坚持是最容易的事，尤其是在这个信息极度碎片化的今天。成人学习需要大块时间吗？根本不需要，当然也不可能有。在生活、事业、家庭的种种羁绊中，如果每天拿出十分钟学习、实践，坚持一年、十年，会积累多少时间、增长多少能力，也许超出我们的想象。

别羡慕任何成功者，成功者为什么是少数，因为多数人自我放弃而倒在成功的路上。坚持就是成功的秘诀，只要方向正确，坚持下去，交给时间，你就是别人羡慕的对象。

有朋友说，我就是坚持不下去。也没关系，别纠结，遇到问题，直接查阅本书的第五章，许多常见问题我们都给出了经络处方，您可以按照方案动手实践。

本次再版，中国中医药出版社的编辑们结合新媒体，特别增加了图书内容音频链接，使它成为一本有声书，就是为了让大家更方便地了解书中内容，更便捷地学习和实践。

所以在最后，感谢本次再版的编辑老师，感谢音频朗读主播"健康猫"的大力支持。

路新宇

2018 年 10 月 10 日

扫码听书

找回自己，向健康靠近

（代前言）

1．若天不绝我，那么癌症却真是个警钟。我何苦像之前的三十年那样辛勤地做蜗螺，何必做拼命三郎？名利权情，没有一样是不辛苦的，却没有一样可以带走。

2．生与死，前者的路对我来说，犹如残风蚕丝；而死却是太过简单的事。而且痛快舒畅，不用承受日夜蚀骨之痛。但是死，却要让这个世界上我最爱的亲人们承受幼年丧母、中年丧妻、老年丧女之痛。虽然能不能苟活由不得我，至少我要为自己的亲人抗争与挣扎。自尽是万万不能的，因为我是个母亲。

3．在生死临界点的时候，我才发现，任何的加班（长期熬夜等于慢性自杀）、给自己太多的压力、买房买车的需求，这些都是浮云。如果有时间，好好陪陪你的孩子，把买车的钱给父母亲买双鞋，不要拼命去换什么大房子，和相爱的人在一起，蜗居也幸福。

——已故复旦大学女博士于娟生前语录

请大家用心阅读于娟女士留给我们的肺腑之言，作为一个儿子、一位丈夫、一位父亲、一名医生，每次读到上述文字我都禁不住泪眼模糊，有同情、有感动、有自怜、有反省、有无奈，五味杂陈。是啊，作为一个社会人，我们需要履行孝敬父母、关爱家人、抚养子女的义务，同时还要承担社会、家庭、事业的责任，身体的健康已经不是自己的事了，我们要为亲人、家庭、同事、单位好好地活着。

可现实却是，忙碌的生活工作中，只有在生病的时候、在身体支撑不住的时候，我们才被动地停下来。我们只关注疾病本身，所有医疗资源都在努力解决这个已经成形的"结果"，因为病情太重，有时这种努力还是徒劳的。任何医学都承认疾病的形成、加重需要一个长期的过程，我们只关注了这个结果，却从不反思疾病形成的真正原因和产生的过程，更可怕的是，多数人好了伤疤忘了疼。

我敢打赌，多数朋友打开本书，一定先翻到"随手解救办公室常见疾患"那一章，快速寻找是否有对应自己的症状，没有则沾沾自喜，如果有对应的症状，可能在翻看之后再一次以方法太难，或不能坚持为借口而放弃。虽然我在那一章对多种常见疾患提供了自我调理方法，但我的良苦用心都在其他四章中，用大量篇幅介绍自我保养之法，如果平时我们稍微用心关照身体，便可能远离疾病的困扰。

世界卫生组织的调查表明，对于影响人的健康和寿命来说，错误的生活方式和不良行为占60%，环境因素占17%，遗传因素占15%，医疗服务条件只占8%。细菌、病毒无处不在，大自然给人生命的权利，同样给细菌、病毒生存的权利。为什么有的人不生病？因为他们的身体和这些细菌、病毒和平共处。之所以生病，很重要的一个原因是身体自身的状态给了细菌、病毒等致病因子生存和发展的条件。当人们持续那种错误的生活方式和不良行为时，身体自身的状态也在逐渐改变，成为疾病的温床。因此，当面临疾病威胁时，我们首先要承认是自身出了问题，然后积极改正错误，方能回到健康的轨道上来。

中医学认为，致病的因素有三大类：一是外因，风、寒、暑、湿、燥、火，这是自然给予万物的六种气，平时不会伤人，过分的寒、过分的热方会对身体产生影响，中医学称其为"六淫"，"淫"是过分的意思；二是内因，喜、怒、忧、思、悲、恐、惊七种情绪，当某种情绪过分地影响一个人时，就会使对应的脏腑功能下降或亢奋，怒伤肝、喜伤心、思伤脾、悲伤肺、恐伤肾；三是不内外因，比如暴饮暴食，脾胃受损，中焦运化失常，这些既不是情绪的问题，也不是感受外邪，所以称为"不内外因"。这三大类因素作用于人体，其结果都是改变了体内的环境。

外邪来临的时候，我们要知道躲避。冬季寒冷，需要添加衣物来保暖，而很多女士却穿得薄、露、透，在她们看来美丽最重要。可是，当出现痛经、腰背酸痛、手脚冰凉、怕冷甚至不孕时，一次次跑医院，看各科医生，四处查找原因，恰恰忘了真正的罪魁祸首——自己！

外因伤人有因可查，内因伤人却是不知不觉的，杀伤力极大。《素问·灵兰秘典论》说："心者，君主之官也，神明出焉……主明则下安，以此养生则寿，殁世不殆……主不明则十二官危，使道闭塞而不通，形乃大伤，以此养生则殃。"古人认为，保持心神的宁静，对于身体十分重要。因生气发怒、情绪激动而引发心脑血管疾病的悲剧时有发生，这是情绪致病的直接爆发，而压抑的心情则在不知不觉地蚕食健康。

如今，焦虑、烦躁、纠结，成为常用词，在追求物质满足的道路上，房子、票子、车子给了我们奋斗的动力，但压力也如影随形，我们的心仿佛越来越累。为了工作、事业，过度应酬、过度疲劳、过度熬夜、过度伤心，于是，抑郁、肝病、失眠等受情绪影响的疾病越来越多发。作为这个时代的精英，上班一族更是首当其冲。解铃还须系铃人，把心胸敞开，把烦心事放下，医生无能为力，只能自己觉悟。

从饮食上看，过去是吃不饱，人们病在营养不良，现在则是营养过剩，只要有条件、有胆量，山珍海味、飞禽走兽甚至国外的奇珍异味随时端上餐桌。以五谷为主要饮食的中华民族突然"集体消化不良"，高血压、心脏病、糖尿病、肥胖症的患者越来越多，年龄越来越小。摄入合理饮食，保证营养的均衡吸收，取决于我们能否知晓健康的饮食知识，然后管住自己的嘴。

已故著名中医郭生白老师说过："当今人类面对生存的两大危机：地球生态环境的破坏与人体内环境的破坏。而破坏者是人类自己！拯救人类需要人类的觉悟。"对于地球环境的破坏，虽然每一年联合国的气候大会都是争吵声

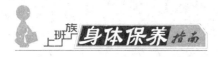
一片，但这正说明人类已经认识到了危机。而对于体内自身环境的破坏，我们应该觉醒了，放弃疾病发生后"以堵为主、盲目折腾"的治疗思想，把心思放在保养上，防患于未然吧！

久坐办公室的朋友大多有颈椎病的困扰，颈痛、眩晕、上肢麻木，痛苦不堪，如果平时注意保养，避免过劳，何必病已成形，去医院检查、按摩、牵引，既影响工作、生活，又耗费精力、财力、体力。轻易把自己的健康交给医生，并认为是唯一解决的办法，这是对自己的不负责任。

也许有人会说，道理都明白，但做起来太专业，坚持起来有困难。因此，在书中我尽量用通俗的语言、形象的比喻、简单的方法，帮助大家用心倾听身体的声音，动手探查身体的异常。我希望通过与身体的互动，让您了解、感知、珍惜自己的身体，以获取对待生命的智慧。希望阅读本书的您可以找回迷失的自己，我们一起努力，向健康靠近。

路新宇

2013 年 5 月

目　录

上班族 *身体保养* 指南

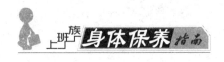

第三章　保持一颗平常心

第四章　随时保持合理的生活方式

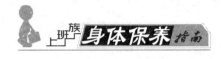

第五章　随手解救办公室常见疾患

第一章

自我经络体检，随手"治未病"

　　《黄帝内经》说："圣人不治已病治未病。"凡事都讲究证据，"未病"是未成形的病，如何发现"未病"的证据？专业中医师可通过"望、闻、问、切"四诊合参，收集患者身体多方面的信号（包括脉象、舌象、饮食、二便、恶寒、恶热、月经等），判断内在脏腑的状况及疾病发展的趋势。在疾病形成的早期进行干预、治疗是中医的优势。

　　非专业人士能否经过指导，学会随时主动探查身体，并通过自身现象的自我观察，及时发现异常，尽早采取恰当的干预措施，将疾病消除在萌芽状态，防患于未然呢？答案是肯定的。在经络上就有很多信号提供给我们，只要用心体会身体的感觉，就可以发现其中的规律。让我们先来倾听身体的声音，关注病症发作的时间规律。

扫码听书

按时间规律发作的病症，自我调经络手到病除

很多时候，病症的发生是有时间规律的。中医学认为，人体十二脏腑与一日十二个时辰相对应。在相对应的时辰里，本脏腑的气血最旺盛，此时相应脏器的功能最强；如果脏腑有异常，就会出现相关的症状。因此，在固定时间连续出现相同的症状，可以通过疏通相应的经络来解决。

凌晨1～3点钟莫名醒来，这是肝火过旺，常有烦躁、易怒或气郁等症状，如果此时工作压力再大些，当气血流注到肝经的时候，火上浇油，结果把人唤醒。此时敲揉、点揉肝经的阴包穴、太冲穴，会痛不可摸。每天在痛点处敲、揉5～10分钟，3～5天后痛感消失，可一觉睡到天亮。

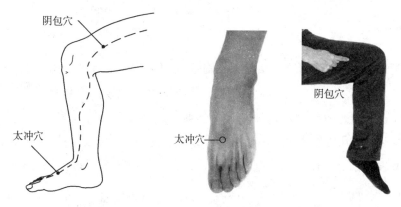

凌晨3～5点钟定时醒来，连续3天，这是因为寅时肺脏功能最强，发现有恙而将人唤醒。此时敲揉肺经的孔最穴、点揉鱼际穴，在痛点处每次操作5～10分钟，待痛减后症状可消失。

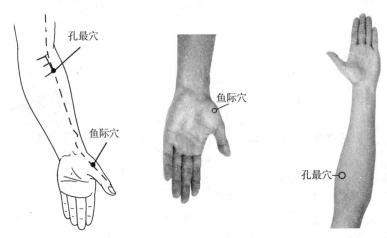

上午 9～11 点钟有困倦的感觉，尤其是上班一族，9 点钟打完卡，开始犯困，过了 11 点钟，精神了，这是脾虚。在气血循行至脾经时主动要求人体休息，此时沿着脾经（小腿骨缝）敲揉，在膝关节下方的地机穴处会有强烈痛感。

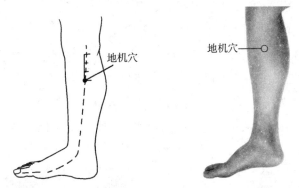

下午 3～5 点钟困倦、头疼，多是膀胱经有寒，膀胱经气血在此时最旺盛，努力排寒，消耗气血而导致疲倦，而睡觉又是身体自主修生养息的手段。曾治疗一头痛患者，女性，35 岁，半年来每天下午 3 点钟开始前额正中线两侧头疼，从眼角内侧发散至前发际，5 点钟一过，疼痛减轻，这是膀胱经堵塞的典型表现。点揉昆仑穴，痛不可摸，让其每日下午 3 点钟按揉昆仑穴，结果 3 天后头痛消失。

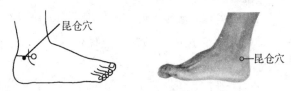

有些中年人到了晚上 7～9 点钟开始有轻微胸闷、心慌的感觉，去医院检查结果正常，此为心包经不通。此时敲揉、疏通心包经上臂的天泉穴即可缓解症状。

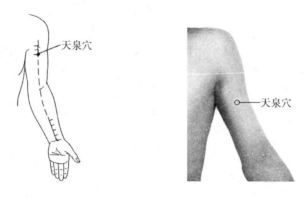

在临床上常遇到偏头痛或一侧耳鸣的患者，如果在晚上 9～11 点钟发作或加重，这是气血在三焦经循行的时间，一定与三焦经有关。此时敲揉三焦经的四渎穴、消泺穴，再配合疏理胆经的堵塞点，则会手到病除。

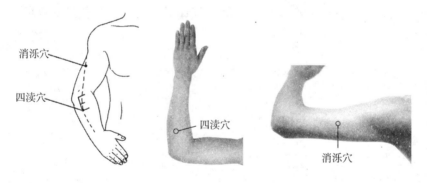

也许你没有在意这些信号的发作时间，但它们的收集并不难，只要掌握一点相关知识，稍微关心一下身体，就会有收获。固定时间异常醒来、困倦、疼痛等情况，持续 3 天就有判断意义，此时调理相关经络则会立竿见影。

了解身体的时间信号，首先要弄清楚气血在十二条经脉循行的时间，其次是主动关爱自己的身体，才会发现规律的时间信号。掌握经络子午流注的时间次序需要记住一句话："肺大胃脾心小肠，膀肾包焦胆肝详。"肺经的流注时间是凌晨 3～5 点，依次类推，就可以推断出不同时间对应的经络。详细时

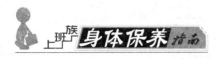

间见下图。

3～5点　　　肺经

5～7点　　　大肠经

7～9点　　　胃经

9～11点　　　脾经

11～13点　　　心经

13～15点　　　小肠经

15～17点　　　膀胱经

17～19点　　　肾经

19～21点　　　心包经

21～23点　　　三焦经

23～1点　　　胆经

1～3点　　　肝经

　　记住这个规律，平时根据时间随时训练，渐渐地，十二条经络的子午流注次序即可了然于胸，在病症出现时间规律时，可以马上找到对应的经络，并可自我疏通，缓解症状。

扫码听书

经络畅通是健康的基础

中医讲究取象比类，生活中的很多现象可以给我们提示：道路拥堵，人流、物流不畅；河道拥堵，河水不能灌溉良田；网络拥堵，信息不能传递；生产线拥堵，资源浪费，产能下降；下水道拥堵，城市内涝。如果体内的经络拥堵，势必造成气血运行阻碍，养分不能运送过来，垃圾无法及时排出，信息传递不畅，相应的脏腑功能受到影响，久之疾病形成。

北方冬天集中供暖时，家里的暖气不热，原因可能有三个：一是暖气管道堵塞不通，热水过不来；二是锅炉房的师傅填煤少了，热量不够，水没烧开；三是锅炉里的水太少了，没等怎么烧就干了。现在手脚冰凉的人很多，在中医看来这就是病。产生的原因要么是人体阳气不足，没有力量把气血送到肢端；要么是经络不通，气血堵塞而过不来。

与供暖的原理相类似，身体的健康取决于三个方面：首先，"先天之本"的肾气充盈，保证动力正常；其次，"后天之本"的脾对食物的吸收、转化功能正常，保证营养充足；最后，经络畅通，使气血、信息的传输顺畅、有效。由此可见，经络畅通是健康的基础。

《灵枢·经脉》说："经脉者，所以能决死生，处百病，调虚实，不可不通。"对于非专业人士，如何知晓经络是否通畅，如何疏通经络呢？经过长期实践，我发现十二条正经上也存在类似于城市道路的固定堵塞点。每条经络有2~3个容易堵塞的穴位，多分布在肘、膝、腕、踝附近，人们可以自己动手，在特定的线路上循经敲揉、导引3~5遍，这个点就以疼痛的形式表露出来。这些痛点的存在，说明经络堵塞了，这就是证据，可以证明身体目前没有处在最佳状态。"通则不痛，痛则不通"，在探查到的痛点处敲揉、点按，

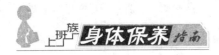

3～5天后多数人的痛感可消失，意味着经络畅通。这种经络疏通的方法，简单、易学、好操作，按照动作要领坚持实践，人人都可以自我疏通经络，动手呵护健康。

当然，经络虽好，却不是万能的！像西部大开发一样，道路修得很好，可是没有车跑，经济一样不发达。因此，想获得健康就要有良好的生活方式，以减少肾气的消耗；合理的饮食（以应季食物为主）促进营养吸收，保证气血的充足；坚持经络疏理，保持路径畅通，三管齐下。实践中发现，有的人气血亏虚，经络疏通后会感觉更加疲劳，这是因为经络通畅后气血代谢加快，结果导致身体"本钱"不足。这种情况就需要配合服用补益气血的药物，此时由于道路通畅了，利于药物的吸收，可收到事半功倍的效果。

扫码听书

发现"未病"的证据——痛则不通

通则不痛，痛则不通

俗话说："通则不痛，痛则不通。"如果经络上出现痛点，意味着这条经络有堵塞，将影响气血的运行，脏腑功能亦会受到影响。以"心经"为例，请举起手臂做敬礼的姿势，多数 40 岁以上的人在上臂部分有松弛的肌肉悬垂下来。从腋下开始，向肘关节方向用拇指和食指一下一下地捏揉这一条"脱离组织"的肌肉，会有捏棉絮的感觉，手指一搓还有疙疙瘩瘩的脂肪颗粒，稍一用力疼痛难忍。我们可能每天都能看到这块悬垂下来的肉，却不知心脏已经开始供血不足了（即使西医学的诊断报告一切正常）。

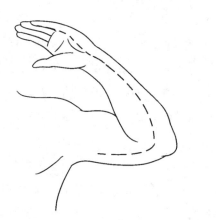
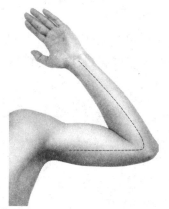

心经循行

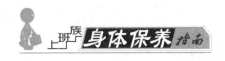

这种情况不是自然衰老，而是心脉气血不足，局部肌肉失养，垃圾代谢不出去，日积月累而形成的垃圾脂肪，垃圾脂肪可进一步影响气血的运行。对于这条悬垂下来的松弛肌肉，人们俗称"蝴蝶袖"。如果每天坚持捏揉10分钟，松弛的肌肉会逐渐结实，心脏的供血会恢复，这是预防心脏疾患的简便而有效的方法。

除了心经，其他十一条经络也有固定的堵塞点，非专业人士只要按照动作要领操作，都可以自己找到痛点并疏通（具体穴位分布详见下面的章节）。通过自我经络探查，可以随时了解经络是否通畅。经络的作用不仅体现在疾病的诊治上，而且为人们预防疾病提供了有效的手段。只要平时多用感觉与身体对话，通过经络发现身体异常，随时可以防患于未然。

找痛点，"审微恙"

何为"审微恙"？"审"字，繁体字写作"審"。"宀"，房屋；"番"，兽足。指屋里有兽足印，能仔细分辨。"审"是通过蛛丝马迹发现真相的意思。"微恙"是小疾、小病的意思，这个小病可能小到身体都没有感觉。"审微恙"是通过经络探查，让人们自己掌握一套简单、实用的方法，及时发现身体的健康隐患（未病）。

目前在很多城市，由于机动车的增加速度远超于道路的发展速度，致使许多城市出现拥堵的情况，尤其是在上下班高峰期。我们仔细观察会发现，每个城市的道路上几乎会在同一个地方堵车，在这个点上每天堵车已经司空见惯，而堵塞的路口往往四通八达，车流量大，因为重要而更容易堵塞。同理，经络上也存在这样的固定堵塞点，在疾病形成的最早期，就是由于这个点堵塞了，气血运行不畅通，营养不能及时运送，垃圾不能顺利排出，于是脏腑功能慢慢受到影响。

在铁路上有一个探伤工种，从事探伤工作的人非常辛苦，每天从一个站走到下一个站，过去用锤、镜、钩，边走边检查铁轨的情况，现在则使用超声波检测设备，这样做的目的是随时检查铁轨的情况，一旦发现铁轨有裂纹或其他异常，就要马上更换，避免行车事故的发生。探伤工种不仅艰苦而且默默无闻，但对于保障旅客的出行安全却极其重要。

"审微恙"可以比作对身体情况时时"探伤"，通过对固定线路、固定位置的探查，随时自我发现痛点（经络堵塞点）。非医学专业人士只要记住每条经络的一段线路，学会简单的探查手法，人人都可以找到这些固定的堵塞点，对经络的畅通情况进行自检并自我疏通。

自己动手，疏通经络

为什么循经轻轻敲打，有些地方会痛不可摸呢？原来，当我们对经络进行探查时，通过外力的导引使经气被动地动起来，被导引起来的经气主动工作，若发现经络有堵塞就撞击堵塞点，在撞击过程中会产生痛、酸、胀等感觉。经气越旺盛则堵塞点处产生的痛感越强烈。实践中我们可以体会到，这种痛是由内而外产生的，因此即使轻轻发力，痛感也相当明显。

探查、疏通经络以敲、点揉、掌揉三种手法为主。

敲法：握空拳，多以小指掌指关节或中指指间关节，从上至下沿着经络循行的线路进行有节奏地轻敲（90次/分），常用于四肢部位的经络探查、疏理。敲法的作用点比较集中，沿着线路进行，可以有效地探查、疏通阻滞的经络。

操作时手法要轻柔，不是越用力越好，疏理的目的是让气动起来，如果经络有问题，轻轻刺激，经气即可活跃，主动撞击堵塞的地方，从而产生异常疼痛。探查时按照经络线路由上至下，方向无严格要求，只要操作时感觉自己舒服、放松就好。我的体会是由上向下疏理经络时比较顺手。当轻敲一段线路后，可发现最痛点，探查结束后可在此处敲揉疏通。这好比看见马路上堵车，首先做的是疏导交通，之后各个车辆自会去它的目的地。通过"审微恙"，找到经络的常见堵塞点，然后在此处敲揉

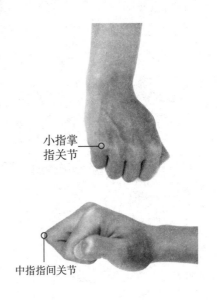

小指掌
指关节

中指指间关节

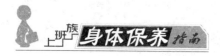

疏通，气血自会合理运行，因此不关乎补泻。

点揉法：用拇指螺纹面接触皮肤，固定一点，旋转点揉，对穴位的深层进行刺激（120圈/分）。此法适用于手、足、腕、踝皮肤较薄部位的探查，既是导引手法也是疏理手法。

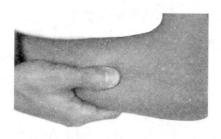

掌揉法：多用掌根接触皮肤，固定一点旋转按揉，对穴位深层进行刺激（90圈/分），此法适用于四肢肌肉较丰厚部位的疏理。

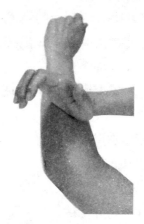

注意事项：疏理经络时，肩关节自然下垂，手腕要放松，以腕部的抖动带动掌指关节，很多人因为操作时动作紧张而很快产生疲劳。所以，在操作前可以用旋转甩腕的方法练习一段时间，待腕部可以放松后再进行操作。

扫码听书

每天几分钟，轻松做体检

　　这一部分，我将简明扼要地介绍如何疏理每条经络的堵塞点。同时，为了帮助对中医感兴趣的朋友，每条经络都有相关知识扩展，讲解一些有特定作用的穴位，以备遇到常见疾患时可自我辅助调理身体。

肺经体检——探寻、清除肺经隐患

探查线路与易堵点

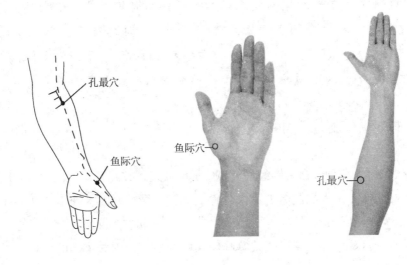

孔最穴

鱼际穴

鱼际穴

孔最穴

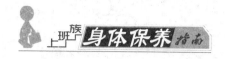

探查线路	穴位	位置
肺经前臂线路	"孔最穴"	前臂掌面拇指一线，肘横纹下2寸（3指宽）
肺经大鱼际部分	鱼际穴	第1掌骨中点赤白肉际处

动作要领及感受

请掌心向上，前臂自然放松平举，肘关节屈曲90°，另一手握空拳，以小指掌指关节由肘至腕，沿前臂掌面拇指一线轻敲3～5遍（前臂一定要放平），多数肺脏功能有异样的人在肘关节下3指宽处有明显的痛点。对痛点可以采用按揉或点揉的手法进行疏理，每天1次，3～5天后痛点可消失，意味着肺经被疏通。

在国家标准针灸图谱中，"孔最穴"在肘下5寸的位置。20世纪日本著名针灸大师泽田健，对一些重点穴位的定位不拘于古人，其中"孔最穴"的位置被定位在肘下2寸。实践中探查肺经堵塞点时，几乎人人在肘下2寸有痛点。所以，遵从泽田先生的定位方法，姑且将肺经肘下2寸的位置命名为"孔最穴"。如果此处痛感不明显，可以再试着探查肘下5寸的"孔最穴"。

"鱼际穴"在赤白肉际处，按揉时，拇指要靠向第1掌骨发力。肺有疾患时，此处也会痛感明显，有的人开始时痛感不重，当把"孔最穴"疏通之后，痛感才会出现，这也说明当经气在上面受到阻滞后，传导受到影响，所以当"孔最穴"疏通后，气也就下来了。

最佳探查、疏通时间

凌晨3～5点钟气血在肺经最旺盛，那时我们还在睡梦中，因此自我疏理肺经时可选择与手太阴同名的足太阴脾经的气血循行时间，即上午9～11点钟。此时敲揉"孔最穴"、点揉"鱼际穴"探查，如有疼痛可在痛点处敲、点揉5分钟。如果有寅时规律醒来等肺经异常的情况，则应该随时发现、随时疏理，不用拘泥于固定的时间。

肺经穴位知识延伸

【补肾的妙穴——"尺泽穴"】

"尺泽穴"位于肘部，取穴时，正坐位，仰掌（掌心向上），微屈肘，在肘窝中央有一粗肌腱，肌腱的外侧即是此穴。自我按揉时可将肘关节屈曲，靠在胸前，用另一手的大拇指抵在肌腱外侧，然后向肌腱下方发力点揉。

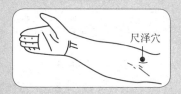

尺泽穴

"尺泽穴"是肺经的合穴，属水，肺经属金，按照五行的相生关系，金生水，而肾属水。因此，金经的水穴就有补肾的作用。刺激此穴可以通过降肺气来补肾，适合上实下虚的人，常年靠药物降压的高血压患者多为这种体质，症状为眩晕，脚下发软。此时点揉"尺泽穴"如有痛感，应该坚持每日点揉两次，每侧每次5分钟，揉至不疼为止。肾气不足导致的小儿遗尿，也可以选"尺泽穴"为主穴。

【咽喉肿痛，"少商"放血】

"少商穴"位于拇指桡侧指甲角旁0.1寸。对于重症肺炎所致的高热、惊厥、呼吸急促患者，使用三棱针点刺，挤出3~5滴血，有较快的退热作用。

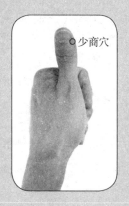

少商穴

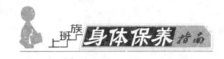

对于缓解咽喉肿痛，"少商穴"放血效果也很显著，如果不方便放血，可用另一手的拇指指甲稍微用力切在穴位处，喉部会立即感到清爽。不过，此法治标尚可，如若治本，还需视病情辨证施治。

【揉"列缺穴"，调理白带过多】

"列缺穴"，两手虎口张开，垂直交叉，食指压在所取穴位侧的桡骨茎突上，当食指尖端到达之处，有一凹陷即是。

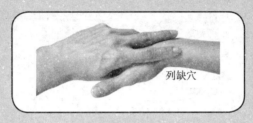

列缺穴

"列缺"是名穴，《四总穴歌》说："头项寻列缺。""列缺穴"还是八脉交会穴，通任脉，与"照海穴"是一对，《八脉交会八穴歌》云："列缺任脉行肺系，阴跷照海膈喉咙。"因此，在"列缺穴"处按揉，有助于治疗偏头痛、头痛、咽喉炎、齿痛等头面部疾病。感冒、咳喘等肺系疾患亦可按摩列缺穴。

因为"列缺穴"有沟通任脉气血的功能，每侧逆经向上推按3～5分钟，两三天后可使妇女白带清稀及过多的症状明显改善，同时对于妇女阴道干涩、异味较大的情况也有较好的治疗效果。

辅助调理疾患

呼吸系统疾患、感冒、咳喘、咽痛、凌晨3～5点钟规律醒来等。

大肠经体检——探寻、清除大肠经隐患

探查线路与易堵点

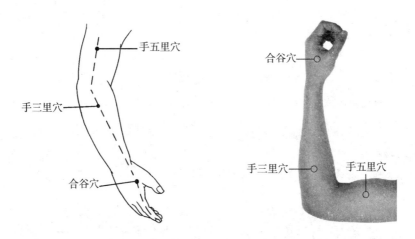

探查线路	穴位	位置
大肠经前臂线路	手三里穴	肘关节横纹下2寸（3指宽）
大肠经第2掌骨	合谷穴	一手的拇指指间关节横纹，放在另一手拇指、食指之间的指蹼缘上，在拇指尖下
大肠经上臂外侧	手五里穴	屈肘，在曲池穴与肩髃穴的连线上，曲池穴上3寸（4指宽）处

动作要领及感受

　　请将前臂立起，肘关节微屈，掌心向前胸方向，虎口向上，另一手握空拳，小指掌指关节从肘至腕轻敲3～5遍，导引气血流动起来，有肠道隐患的人"手三里穴"会有强烈的痛感，有人经过疏理按揉后会出痧。

　　一手的拇指指间关节横纹，放在另一手拇指、食指之间的指蹼缘上，在拇指尖下贴着第二掌骨就是"合谷穴"，拇指按揉"合谷穴"会有胀痛的感觉，如果有肠道问题但痛感不明显可先疏通"手三里穴"后再按揉此穴，痛感亦会出现，一般连续按揉3天，痛感可消失，表

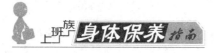

明经络已疏通。

实践中发现，肘关节上3寸的"手五里穴"也是大肠经的堵塞点，如果探查"手三里穴"反应不明显时，可以敲揉此穴，如有刺痛或麻胀感，用掌根按揉疏通。

最佳探查、疏通时间

早晨5～7点，敲揉"手三里穴""手五里穴"，点按"合谷穴"探查，如有疼痛，可在痛点处敲揉、点按5分钟。

大肠经穴位知识延伸

【清高热，按揉"曲池穴"】

"曲池穴"在肘横纹外侧端，屈肘，当肘横纹外端与肱骨外上髁连线的中点，是大肠经的重要穴位，可以治疗多种疾病，如牙痛、目赤肿痛、瘰疬、荨麻疹、发热、腹痛吐泻、高血压、癫狂、扁桃体炎、肘关节炎等。

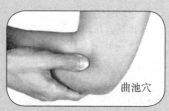
曲池穴

平时最常见的是通过按揉"曲池穴"来缓解感冒发热，因为肺与大肠相表里，故"曲池穴"有疏风解表的作用。如遇感冒发热，可以用拇指点揉"曲池穴"，当疼痛明显时可按揉此穴至痛感减轻或消失。

【戒烟有个"甜美穴"】

"甜美穴"是新穴，可以帮助戒烟。该穴由美国针灸医师欧尔姆在20世纪80年代发现，并成功应用在戒烟者身上。"甜美穴"，意为戒烟才真正尝到甜美的感觉。此穴位于"列缺穴"与"阳溪穴"之间，长期吸烟之人用拇指点揉探寻，有明显压痛的凹陷点。（"阳溪穴"位

于人体的腕背横纹桡侧，拇指向上翘时，当拇短伸肌腱与拇长伸肌腱之间的凹陷中）

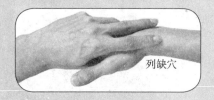

列缺穴

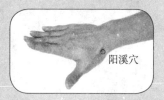

阳溪穴

针灸或点揉"甜美穴"可戒烟，按揉之后，戒烟者会有口渴、口苦、头晕等症状，从而对香烟产生厌倦感，使受戒者不想吸烟。苦于戒烟烦恼的朋友可以试试。

辅助调理疾患

便秘、腹泻、小腹胀满、下牙痛、胃肠感冒等。

胃经体检——探寻、清除胃经隐患

探查线路与易堵点

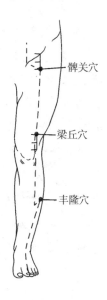

髀关穴

梁丘穴

丰隆穴

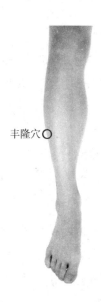

丰隆穴

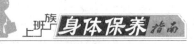

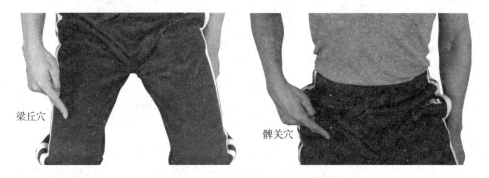

梁丘穴

髀关穴

探查线路	穴位	位置
胃经大腿线路	髀关穴	腿根中点下 2 寸（3 指宽），偏外侧
胃经大腿线路	梁丘穴	髌骨外上缘直上 2 寸（3 指宽）
胃经小腿线路	丰隆穴	外踝尖与外膝眼连线的中点，胫骨前嵴外 2 横指

动作要领及感受

正坐位，从大腿中线偏外侧一线，由腿根至膝盖用双手小指掌指关节轻轻敲打 3 ~ 5 遍，在腿根中点下面 3 指宽的地方或者髌骨上 3 指宽处有明显的痛感。腿根中点下 3 指宽的地方我们称之为"髀关穴"。胃有隐患时，此处的反应十分强烈。多数人"梁丘穴"的痛感没有"髀关穴"明显。"梁丘穴"是胃经的郄穴，郄穴为气血深聚之处，有救急的作用，阳经的郄穴止痛效果很好。

初次探查的朋友，如果胃有潜在的疾患，这两个部位的其中一处会有痛点，或在左侧或在右侧，两侧全部有反应的人不多见。急性胃痛发作或者前额部头痛者，这个线路上必有痛点，严重者会痛不可摸。当经络堵塞点经过敲、点、揉等疏通之后，上述症状会马上缓解。

形体偏胖者，由于体内痰湿较重，沿着胃经小腿部分由上向下轻敲，"丰隆穴"会有反应，这是化痰的要穴。不论是我们能咳出的有形之痰，还是体态肥厚的无形之痰，经常疏理这个地方则益处颇多。初次疏理此穴可能有红肿的现象，严重者还会影响走路，这也是正气足的表现，不要恐慌，一两日也就没事了。

最佳探查、疏通时间

上午7～9点钟，敲揉"髀关穴""梁丘穴""丰隆穴"探查，如有疼痛，可在痛点处敲揉5分钟。

胃经穴位知识延伸

【治疗腹泻、便秘，"天枢穴"帮忙】

"天枢穴"平脐，在肚脐两侧2寸（3指宽）处。北斗七星之首即称"天枢"，可见"天枢穴"乃人身上下枢要之处，是人体上的重要枢纽。此穴还是大肠经的募穴。募穴是某脏腑的气血在胸腹部募集、汇聚之处，故"天枢穴"是大肠经气血在腹部募集的地方，刺激此穴可以调节肠道的功能。

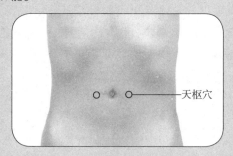

天枢穴

便秘、腹泻属于肠道功能紊乱，点揉、针刺天枢穴都有治疗作用，我个人的经验是配合脾经的"大横穴"（天枢穴旁开3指宽处）效果更佳。具体方法：食指、中指同时置于"天枢穴""大横穴"，每侧微用力点揉5～10分钟，对于腹泻、便秘有辅助调理的作用。

【著名的强壮穴——"足三里"】

"足三里穴"在外膝眼下3寸（4指宽），胫骨前嵴外一横指处。按照五输穴的五行关系，胃经属土，"足三里穴"是土经的土穴，是培补后天之本（脾胃）、强壮身体的要穴，30岁以上的人常灸此穴

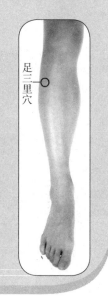

足三里穴

可以保健。治疗肚腹疾患时，"足三里穴"是首选穴位，如有胃痛、呕吐、腹胀、泄泻、痢疾、便秘、乳痈、胃下垂、子宫脱垂等症状，可以敲揉、艾灸此穴。敲揉时酸胀感明显则为得气，可继续操作，如果没有感觉则要向上探查"髀关穴""梁丘穴"。阑尾炎发作时，在"足三里穴"下 1.5 ～ 2 寸处可寻找到一个最痛点，这是经外奇穴"阑尾穴"，此穴可敲、点、按揉，也可请专业医生针刺，可有效缓解不适。

解释说明：在"审微恙"理论形成的过程中，对胃经反应点的寻找，我首先想到的是"足三里穴"。但很多人按照标准定位来寻找时并没有明显酸痛的感觉，故不能确定此穴。这个问题困扰了我好久，直到发现"髀关穴"或"梁丘穴"痛点的存在，我方才醒悟。和道路堵车一样，顺着车流方向，前方的道路是空旷无物的，因为车辆都被堵在上面了，所以，当经气被堵在大腿部时，膝盖下方的"足三里穴"自然反应不明显了。只有把上面疏通了，"足三里穴"才可能有感觉。

【捏揉"内庭穴"，清胃火、除口臭】

"内庭穴"在足背，当第2、3脚趾间，趾蹼缘后方赤白肉际处。此穴是胃经的荥穴，荥主身热，故"内庭穴"清胃火的效果很好，由胃火引起的牙龈肿痛、咽喉红肿、口臭、善饥、鼻衄皆可用掐揉"内庭穴"的方法来治疗。

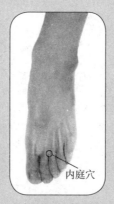
内庭穴

妻子在哺乳期，有一天孩子在吮吸吃奶时，妻子一侧乳头疼痛，因为慎重，不敢用药。因为乳头正好在胃经上，于是我猛然想起"内庭穴"可以清胃经的火，就立即掐揉同侧的"内庭穴"，结果痛不可摸，慢慢点揉 3 ～ 5 分钟，当此穴痛感下降时，乳头的问题亦迎刃而解了。

辅助调理疾患

胃痛、胃酸、胃胀、吞酸嗳气、酒后前头痛、乳腺增生、口臭等。

脾经体检——探寻、清除脾经隐患

探查线路与易堵点

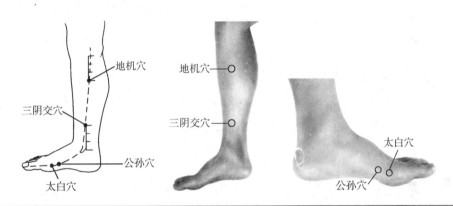

探查线路	穴位	位置
脾经小腿线路	地机穴	胫骨内侧缘，膝关节内侧下3寸（4指宽）
脾经小腿线路	三阴交穴	胫骨内侧缘，内踝尖上3寸（4指宽）
脾经足内侧线路	太白穴	足大趾后，内侧核骨下，赤白肉际凹陷中
脾经足内侧线路	公孙穴	太白穴后1寸

动作要领及感受

脾经自我探查线路以小腿内侧为主，微微弯腰，沿着胫骨前缘，用同侧掌指关节从膝关节开始由上至下一直轻敲至内踝，注意紧贴骨头下缘（骨头与肉的结合部），不要敲到骨头上，大多数人探查3～5遍后，在膝关节下方的"地机穴"有痛感。部分女性朋友在内踝尖上4指宽的"三阴交穴"会有酸痛的感觉。

膝关节下3寸的"地机穴"是脾经的郄穴。"地机"，顾名思义，"大地的机关"。脾属土，只要脾的功能有一点儿变化，"地机穴"会最先有反应。气血功能相对旺盛的人，这个位置的胀痛感明显；如果气血虚弱、有失血病史、严重脾虚的人，此穴会有酸痛。

"三阴交穴"是脾经、肾经、肝经三条阴经的交会之处，故有"三阴交"之名。多数女性此处酸痛感明显，这是因为受寒、劳累、情绪波动等因素直接影响女性肝、脾、肾三个脏器。所以，当妇科有问题时，这个穴位痛感明显。

脾经在脚内侧的穴位也有反应点，常常给我们提供脾虚信号的是"太白穴"或者"公孙穴"。"太白穴"在大脚趾后的核骨后面，赤白肉际处；"公孙穴"在"太白穴"后1寸。这两个穴位的反应挺有意思。我们用拇指按揉时，经常是哪个穴位更疼就按揉疏通哪一个。据说"太白穴"可以双向调节血糖，"公孙穴"可以双向调节肠道功能（便秘、腹泻均可在此处寻找痛点），建议有糖尿病、便秘、腹泻症状的朋友可以尝试找找痛点，并自我按揉疏通。

最佳探查、疏通时间

上午9～11点钟，敲揉"地机穴""三阴交穴"，点揉"太白穴""公孙穴"探查，如有疼痛，可在痛点处敲、点揉5分钟。

脾经穴位知识延伸

【崩漏试试"隐白穴"】

"隐白穴"在踇趾内侧，踇趾甲角旁约0.1寸处。此穴是脾经的第一个穴位，具有益气、健脾、统血、调经之功。对于血不归经，经水过期不止，甚至崩漏，常以"隐白穴"为主穴来治疗。

女性朋友如有崩漏，可以用拇指指甲对"隐白穴"爪切查按，多数情况是痛不可摸，请忍住疼痛，用指甲点按5～10分钟。点按后，有的朋友穴位处可能会起泡或破溃，都属于正常情况，如有医生指导也可使用三棱针点刺放血，效果更佳。不敢放血者，可用艾条悬灸"隐白穴"，操作方法如下：持笔状握住艾条，置于穴位上方1寸左右，小幅度盘旋，以穴位处有热感为宜，每侧艾灸15分钟。

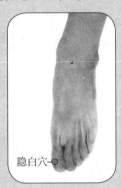

隐白穴

【"阴陵泉"下的一个奇穴可以搞定肩周炎】

肩周炎是以肩关节疼痛和活动不便为主要症状，由于肩关节活动受限，梳头、洗脸等简单的事情都不能完成，给生活带来很多不便。

"阴陵泉穴"是脾经的合穴，在小腿内侧（骨肉结合部），胫骨内侧髁后下方的凹陷处。"阴陵泉穴"是治疗脾胃病的常用穴，但在它下方1寸处却有个奇穴可以治疗肩周炎，缓解不适。

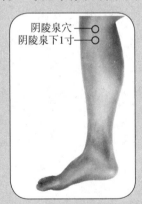

阴陵泉穴
阴陵泉下1寸

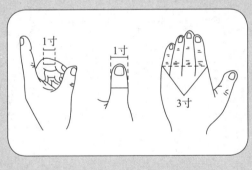

术者用拇指按住患肩对侧的这个奇穴并用力点按，患者忍住疼痛，同时加大肩关节的活动幅度，点按10分钟左右，痛点处的疼痛可减轻，患者肩关节的活动度增加。术者可以再探寻另一侧的"阴陵泉"下1寸，如用力点按也有疼痛，患者可配合再次尽力加大肩关节的活

动幅度。临床实践表明，每个患者当场多可见效，有人甚至一次而愈。

【"大横穴"清理肠道垃圾】

"大横穴"在腹中部，距脐中4寸，即肚脐旁开6指宽处，距离胃经的"天枢穴"3指宽。"大横穴"位于升结肠（降结肠）与横结肠结合部附近，大肠在这两个转弯的地方容易淤积废水、废气、食物残渣。

如果睡前推腹，有人在"大横穴"附近感觉到包块的存在，可以将食指、中指、无名指收拢在一起，点揉这个包块，若有气感并可游走，说明有郁气，有水声哗哗作响一定是废水，遇到这些情况，要忍住疼痛，每处点揉5分钟，每日坚持，一定要把它揉开。需要提醒大家的是：另一手的拇指一定要用同等力气点住脐上6寸处的"巨阙穴"，以免气逆而发生恶心、呕吐。

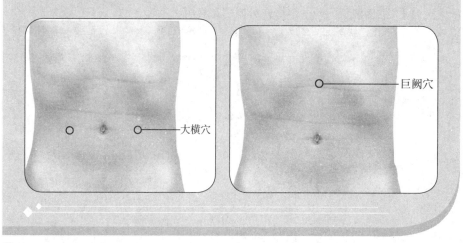

大横穴　　　巨阙穴

辅助调理疾患

食欲不振、便秘、腹泻、月经不调、糖尿病、高血脂、倦怠乏力、失眠等。

心经体检——探寻、清除心经隐患

探查线路与易堵点

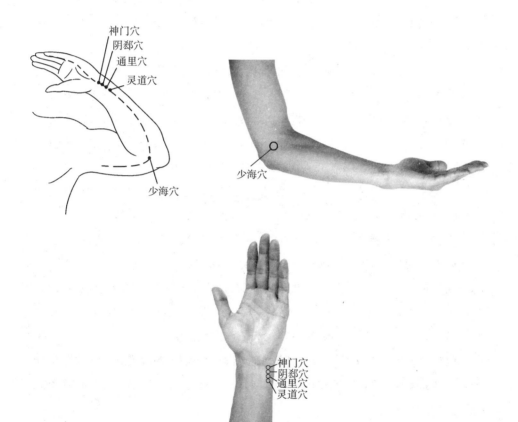

探查线路	穴位	位置
心经上臂线路	无	心经上臂部分的悬垂肌肉
心经肘关节	少海穴	屈肘，当肘横纹内侧端与肱骨内上髁连线的中点处
心经腕部部分	腕部四穴	腕横纹，小指侧腕屈肌腱桡侧凹陷依次向上 1.5 寸的距离，分布有神门、阴郄、通里、灵道

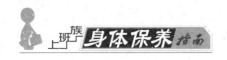

动作要领及感受

人年过40岁，在上臂下方开始出现悬垂肌肉，请举起手臂做敬礼的姿势，一定有人在上臂部分有松弛的肌肉。从腋下开始，向肘关节方向用拇指和食指一下一下地捏揉这一条"脱离组织"的肌肉，会有捏棉絮的感觉，手指一搓还有疙疙瘩瘩的脂肪颗粒，稍一用力则疼痛难忍。

这种情况是心脏供血不足的表现，产生原因是心经堵塞，使局部肌肉失去营养，垃圾代谢不出去，堆积在此就形成了这些没用的脂肪，然后形成恶性循环，进一步影响气血的运行。如果每天每侧坚持捏揉10分钟，可以促进局部的血液循环，慢慢地，松弛的肌肉会变实，心脏供血就会顺畅，胸闷气短的现象自然会消失。

心经的"少海穴"也容易堵塞。这个穴位在肘横纹内侧端与肱骨内上髁连线的中点处。正常情况下，用拇指按揉此穴会有微微的酸麻痛感，按起来很舒服。如果此处按起来没感觉，即使上臂还没有出现悬垂肌肉，也已说明有心脏供血不足的隐患了。

"腕部四穴"——灵道、通里、阴郄、神门。掌心向上，在腕部找到小指侧的那根肌腱，"神门穴"在腕横纹上，请将拇指尖压在肌腱外侧的"神门穴"上，指腹会将其余三个穴位自然覆盖。心脏功能正常时，点按这四个穴位只有微酸的感觉；如果心脏有隐患或问题时，此处会有酸痛的感觉。"蝴蝶袖"严重时，可能感觉不明显，这是因为气堵在上面的缘故。

心经腕部这个地方很特别，总长1.5寸的距离，从上至下分别是"灵道、通里、阴郄、神门"四个穴位，心经一共有九个穴位，在人体其他经络上还没有这样短的距离分布了四个穴位。这四个穴位的名字也告诉我们，这是养心安神、保护心脏的要穴。此处按揉、按压均可，长期坚持必有益处。

最佳探查、疏通时间

中午 11 ~ 1 点钟捏揉"蝴蝶袖"，点揉"少海穴""腕部四穴"探查，如有疼痛，可在痛点处捏揉、点揉 5 分钟。

心经穴位知识延伸

【清除"蝴蝶袖"，防心脏隐患】

"蝴蝶袖"是判断心脏功能最直观的外象，清除它也是预防心脏疾患最简便有效的方法。希望读者朋友尤其是女性朋友，一定要重视。这个外象的存在已经提醒我们心脏有隐患，清除"蝴蝶袖"对预防心脏病急性发作意义重大。

坚持每天捏揉，这块赘肉一定会消失。自我捏揉时，用拇指、食指的指腹从腋下开始充分捏住一个地方捻揉 3 下，再向下同样操作直到肘关节，开始几下或者前 3 天可能特别疼，慢慢地就可以忍受，而且肌肉开始变实、有弹性。

【手臂疼痛不举，试试"极泉穴"】

"极泉穴"位于腋窝的顶点，腋动脉搏动处。心脏病急性发作时，可以用拇指弹拨此穴来救急。有人肩臂疼痛不举，如果没有感受风寒之邪，同时点按肩部穴位无效者，可以考虑是血脉不通所致，此时点按"极泉穴"可能痛不可摸。"通则不痛，痛则不通"，在此处弹拨、按揉至不疼，有助于肩臂的活动。

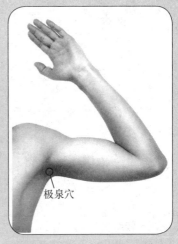

极泉穴

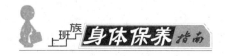

辅助调理疾患

心慌气短、胸满憋痛、失眠乏力、冠心病、高血压等。

小肠经体检——探寻、清除小肠经隐患

探查线路与易堵点

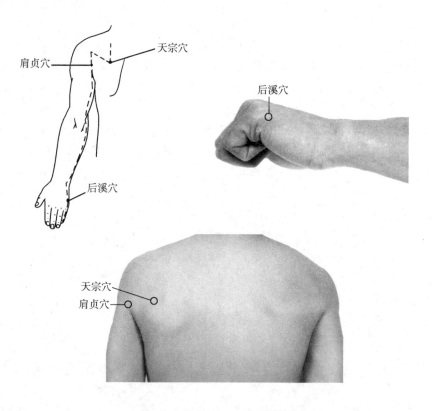

探查线路	穴位	位置
小肠经手部线路	后溪穴	小指掌指关节后，当横纹头赤白肉际处
小肠经肩胛部分	天宗穴	肩胛骨冈下窝中央
小肠经肩关节后	肩贞穴	臂内收时肩关节后方，腋后皱襞上1寸处

动作要领及感受

"后溪穴"比较好找，握拳时在第5手掌与手指间关节后，用另一手食指点揉。如果有颈椎、肩胛疾患或小肠受寒严重者，按揉此穴1～3分钟可有明显的痛感。一般当次按揉痛感就会减轻。"后溪穴"还是八脉交会穴之一，与督脉相通，故经常刺激此穴还可以保护阳气，提高机体的抗病能力。

探查"天宗穴"需要由别人帮助。受术者取正坐位，上身坐直放松，术者用掌根按揉肩胛骨冈下窝中央（肩胛骨是一块三角形的骨头，轮廓清晰）。有肩颈疾患之人，此处会有强烈的痛感，并向四周放散。此时一定要忍住疼痛，坚持疏理数日，气脉畅通后痛感即会消失。当下，很多人贪食寒凉之品，小肠经容易积寒，"天宗穴"拔罐10分钟，如果颜色黑紫，说明小肠经有寒，可在此处拔罐，拔两天、歇一天，至颜色消褪为止。

探查"肩贞穴"也需由他人帮助。术者需用对侧的手操作（左手置于右肩、右手置于左肩），四指置于肩关节，用拇指点按腋后皱襞上1寸处。多数人此处有结节，此时忍住疼痛，坚持按揉5分钟，3～5天后结节消散。"肩贞穴"是小肠经的常见堵塞点，随时探查可以知晓经络的畅通情况。此处持续不通，逐渐影响局部的气血布散，久而久之则引发颈肩痛。因此，"肩贞穴"是治疗肩部疼痛的首选穴位，而且根据日本已故针灸大师泽田健的经验，此穴有降血压的作用，泽田大师常以"肩贞穴"为主穴治疗高血压。

最佳探查、疏通时间

下午1～3点钟，按揉"后溪穴""天宗穴"，点揉"肩贞穴"探查，如有疼痛，可在痛点处点、按揉5分钟。

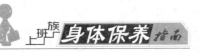

小肠经穴位知识延伸

【艾灸"关元穴"，增加小肠热度】

小肠又称赤肠，小肠与心为表里关系。俗话说"热心肠"，说明心、肠都应该是热的。现代医学研究证实：小肠是人体最大的消化器官，里面有各种消化酶，这些酶是食物进行化学反应的催化剂，酶的工作好坏取决于肠道内的温度（最佳温度为37℃），温度过低就会降低消化酶的工作效率而影响营养的吸收，并产生额外的化学产物。

现在导致小肠温度下降的生活方式太多，夏天贪凉直接导致小肠温度下降。"寒主收引"，小肠经在肩胛部循行，肩胛部的气血运行受到影响，引起肩关节僵硬。很多年轻人不明此理，还以为是运动量不足所致，于是进健身房，一身大汗下来，再喝冷饮，形成恶性循环。如果小肠温度过低，慢慢影响到心，于是身体的动能不足，看什么都不阳光，成为抑郁症的诱因。想要保持小肠的热度，首先要管住你的嘴！

"关元穴"是小肠的募穴，在脐下3寸（4指宽），位于小肠的中心，艾灸"关元穴"可以将热能补充到肠道，恢复小肠的热度，同时培元固本、补益下焦。如果有手脚冰凉、小腹冷痛、腰酸怕冷、小便清长、大便清稀、完谷不化、舌淡、苔白、脉沉细等阳虚不足的症状，可以根据自身的情况，每日晨起艾灸"关元穴"10～30分钟。每日艾灸1次，待到身体状况转好，艾灸"关元穴"2～3分钟全腹即有热感，且热感持续1～2个小时，视为正常，可以停灸。

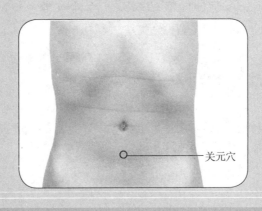

关元穴

【治落枕，有个"落枕穴"】

落枕是常见病，一觉醒来，发现脖子扭转不利、疼痛甚至转头困难，有时一侧，有时双侧均有。大多数人偶尔有落枕的情况，也有部分人频繁落枕。人们常认为是睡觉时受风或固定姿态时间过长，气血运行不周而产生的凝滞疼痛。其实这些是假象，如果小肠经有恙，肩部的气血运行必然会不畅，再加上外因的作用而产生肌肉僵痛，看似偶然的落枕其实是必然。

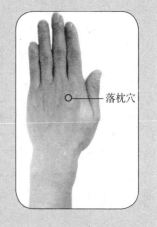
落枕穴

平时保持小肠经的通畅可以避免落枕的发生，一旦落枕可以点揉"落枕穴"和"后溪穴"来调理。"落枕穴"是经外奇穴，位于手背部第2、第3掌骨之间，两指骨交汇处向外一横指。落枕时将食指立起来并按揉此穴会有痛点（在患侧还是健侧尚不规律），刚按揉时疼痛难当，点按的同时，需配合晃动、扭转脖子，5分钟后痛感会渐渐消失，再按揉"后溪穴"的痛点，也是边按揉边扭动脖子。实践中，当两个穴位的痛感减轻后，脖子的不适基本会恢复正常。

辅助调理疾患

颈椎病、肩关节疾患、消化不良、体寒、心慌气短、落枕等。

膀胱经体检——探寻、清除膀胱经隐患

探查线路与易堵点

探查线路	穴位	位置
膀胱经足跟部分	昆仑穴	足外踝尖与跟腱连线的中点偏下方骨头上缘
膀胱经小腿线路	承山穴	腓肠肌两肌腹之间凹陷的顶端处
膀胱经腘窝部分	委中穴	膝盖后方的腘窝中点
膀胱经小腿线路	合阳穴	委中穴下2寸（3指宽）

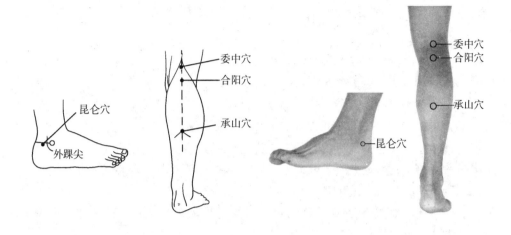

动作要领及感受

探查"昆仑穴"时，将同侧拇指或食指指腹置于外踝尖与跟腱连线中点的凹陷中，略微向下抵在骨头上缘。轻揉1分钟后痛不可摸，说明膀胱经有寒，严重者本穴位会越揉越痛，此时要坚持一会儿，大概5分钟痛感会减轻，有人揉后出现红肿甚至起泡，3天左右方可消退，此属经气的正常现象，切勿恐慌。

"承山穴"的简便取穴法：在小腿后侧的腓肠肌中点处寻找。很多人年龄大了，走路时腿脚发沉或睡觉时易抽筋，通过调理此穴可以缓解。自我疏理时，取正坐位，双腿自然下垂，用同侧的拇指或食指点揉此穴，如痛不可摸，要坚持疏通。

探查"委中穴"时需取正坐位，用同侧拇指放在腘窝中点处，手腕放松，轻轻按揉探查。"腰背委中求"，腰部疾患者，此处用拇指点揉一会儿，不仅疼痛明显，严重者会出现突出皮肤表面的结节或肿物。每日坚持疏理"委中穴"，可起到强腰健骨的作用。

"合阳穴"在"委中穴"下3指宽处，探查这个穴位要由他人帮助，用敲法。有些腰腿痛的患者，"委中穴"痛感不明显，但"合阳穴"反应强烈，可以使用敲揉的手法，慢慢疏通后，腿脚活动起来会有轻快的感觉。

最佳探查、疏通时间

下午3～5点钟，点揉"昆仑穴""承山穴""委中穴"，敲揉"合阳穴"探查，如有疼痛，可在痛点处疏理5分钟。

膀胱经穴位知识延伸

【艾灸"至阴穴"，调节胎位不正】

当产检发现胎位不正时，可以试试艾灸"至阴穴"，此方法安全简单，所用艾条便宜，重要的是，如果有效，可以自然分娩，对产妇、新生儿都有益处。只要正确掌握施治要点，多数孕妇3～5次可使胎位转正。据统计，艾灸"至阴穴"矫正胎位不正对妊娠7～8个月的孕妇矫正成功率最高。

施术时间最好选在下午3～5点钟，膀胱经气血旺盛之时。孕妇排空小便后取仰卧位，宽衣解带，脱去一侧袜子，放松全身肌肉，保持平稳均匀的呼吸，双眼自然闭合，意想腹内胎儿转动。施治者将艾条点燃，对准孕妇足小趾外侧趾甲角后约1分处施温和灸，艾条点燃端与孕妇足小趾外侧的距离约1寸，以孕妇觉足小趾外侧温热但不灼痛为度。孕妇感觉有温热感从足小趾沿脚外侧面向外踝方向传导，胎儿在腹内频繁活动并有转动时开始计时，艾灸20分钟。操作后孕妇保持原位仰卧60分钟，每日施灸1次。妇检胎位转正即停施术。

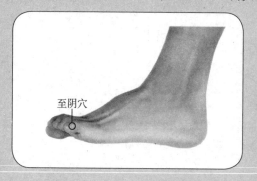

至阴穴

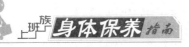

【补肾妙法——"肾俞穴"拔罐】

"肾俞穴"在第2腰椎棘突下旁开2指宽，左右各一。简便取穴法：正对肚脐的脊柱（命门）旁开2指宽。腧，古作"俞"，亦作"输"，"肾俞穴"是肾与外界天地沟通的通道，单独在此处拔罐可以汇集膀胱经的经气而直接补益肾气。如有肾气虚弱、腰酸、腰痛、男性生殖系统疾患、女性附件炎症、月经不调者，可以在睡前用真空罐拔10～15分钟，拔两天、歇一天。"肾俞穴"拔罐是最安全、简便的补肾方法，歇一天的目的

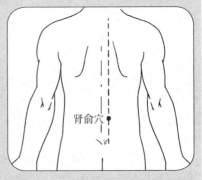

是为了给身体自我调节、缓冲的时间，罐痕的颜色完全消褪后，此法可以停止。另外，女性经期要停用。

【感冒初起，"肺俞穴""风门穴"刮痧】

"肺俞穴"位于第3胸椎棘突下（平肩胛骨内角）旁开2指宽，这是肺与天地沟通的通道。"风门穴"在"肺俞穴"的上方，第2胸椎棘突下旁开2指宽。这两个穴位所在区域位于两块肩胛骨之间，《黄帝内经》云："西风生于秋，病在肺，俞在肩背。"肩胛骨是肺脏的屏障，

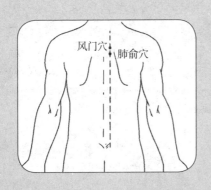

风寒之邪容易从"风门穴""肺俞穴"这两个薄弱地带入侵，故肩背的保暖十分重要。当有风寒感冒初起的迹象时，如打喷嚏、流清鼻涕，可以在这两个穴位处刮痧或者拔罐。原理很简单，既然外邪从这里侵入，只要邪气在表，就可以通过刮痧或拔罐再将它们请出身体。

刮痧的时候，刮痧板倾斜45°，从上向下匀速刮，刮痧时手法不要过重（痧能否出来与力量大小没关系），如果邪气在表，轻轻一刮，痧就能出来。

辅助调理疾患

感冒初起、手脚冰凉、头项痛、腰酸背痛、腿脚无力、抽筋等。

肾经体检——探寻、清除肾经隐患

探查线路与易堵点

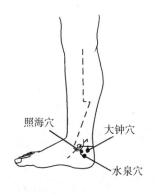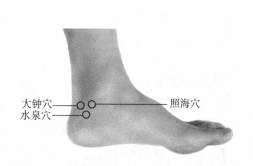

探查线路	穴位	位置
肾经内踝部分	大钟穴	足内踝尖与跟腱连线的中点下 0.5 寸，骨头上缘
肾经内踝部分	水泉穴	足内踝尖与足跟尖连线的中点处
肾经内踝部分	照海穴	足内踝尖与足跟尖连线上，足内踝下缘凹陷中

动作要领及感受

拇指或食指顺着跟腱内侧向下轻推至骨头处停住不动，按揉"大钟穴"1分钟，如有刺痛的感觉，说明肾经堵塞，可能会有腰酸、咽痛等症状，持续按揉5分钟，痛减。

"水泉穴"为肾经的郄穴，为肾之气血所深聚之处。肾为水脏，主

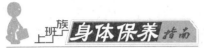
水。此穴似深处之水源，故名"水泉"。用对侧手的拇指点揉"水泉穴"，如果肾气弱，有尿频、尿急、手脚凉的人，此处会有酸、胀痛，初次按揉后可能会有红肿甚至破溃，勿惊慌。

"照海穴"在"水泉穴"的斜上方，踝骨的骨缝处，点揉时拇指置于穴位处并向斜上方微微发力。"照海穴"是八脉交会穴，在介绍肺经的"列缺穴"时，讲过"阴跷照海膈喉咙"，只要咽喉有问题，点揉"照海穴"会有刺痛或胀痛。实践中，疏理"大钟穴""水泉穴""照海穴"，对慢性咽炎的效果颇佳。

最佳探查、疏通时间

下午5~7点钟，点揉"水泉穴""大钟穴""照海穴"探查，如有疼痛，可在痛点处点揉5分钟。

肾经穴位知识延伸

【看"涌泉穴"，知肾气强弱】

在"足疗店"充斥大街小巷的时候，人们常貌似懂行地说："足底保健好啊，全是穴位。"事实上，361个穴位中，在足底的只有一个："涌泉穴"。"涌泉穴"位于足前部凹陷处，第2、第3趾趾缝纹头端与足跟连线的前1/3处，是肾经的第一个穴位。《黄帝内经》说："肾出于涌泉，涌泉者足心也。"意思是说，肾经之气犹如源泉之水，来源于足下，涌出并灌溉周身四肢各处。所以，通过对"涌泉穴"的探查，可以了解肾气的盛衰。"涌泉穴"按揉起来，如果有弹性，用力按揉有微微酸胀的感觉，说明肾气充盈；反之，看起来松松垮垮，按揉时无弹性，没感觉，则是肾气虚弱的表现。平时我们可以通过搓揉、点按的方法来刺激"涌泉穴"，以达到强壮身体的目的，

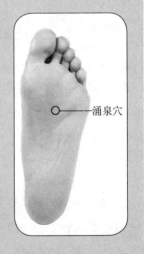
——涌泉穴

具体方法可参阅下一章"足常摩"的讲述。

【"肓俞穴"——前列腺的报警器】

前列腺是男性特有的性腺器官，组织结构特殊，外围包裹着三层致密、坚硬的脂质包膜，药物不容易渗入腺体内而发挥功效；而且，腺体内由极其丰富的内质网及间隔组成，血流不丰富。因此，前列腺疾患较为难治。

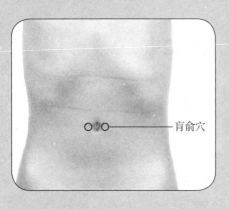

肓俞穴

前列腺在肾经上有个反应点，是肚脐旁开0.5寸的"肓俞穴"，左右各一。大多数确诊有前列腺疾病的患者，食指点揉"肓俞穴"时会有压痛，病情轻者压痛轻，严重者压痛重。个别前列腺问题严重者，当点揉此穴时，尿道口甚至有分泌物排出。

在前列腺疾患的治疗上，可选用"肓俞穴"，但更重要的是，可用它来探查、预防疾病。有久坐等不良习惯的朋友，可以每天睡前点揉"肓俞穴"，如出现隐痛，说明有隐患，每晚自己动手按揉5分钟，将预防做在前面。

【养心安神的"神封穴""神藏穴"】

心藏神，带"神"字的穴位都与心有关，比如心经的"神门穴"，任脉的"神阙穴"，肾经的"神封穴""神藏穴"，从名字上看一定与心神有关。在位置上它们距离心也很近，"神封穴"位于第4肋间隙（乳头正好压在第4肋间隙上），正中线旁开2寸；"神藏穴"在第2肋间隙，正中线旁开2寸。我们将双手握空拳，

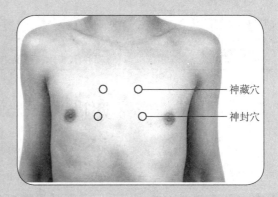

神藏穴

神封穴

并拢在一起，用第1掌骨轻敲胸骨两侧3~5分钟，此法能同时刺激"神封穴""神藏穴"，可起到养心安神的作用。

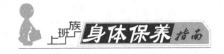

辅助调理疾患

腰酸怕冷、肾气弱、小腹冷痛、月经不调、各类肾病、失眠多梦等。

心包经体检——探寻、清除心包经隐患

探查线路与易堵点

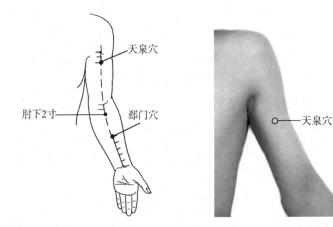

探查线路	穴位	位置
心包经上臂线路	天泉穴	腋前纹头下2寸（3指宽），肱二头肌长短头之间
心包经前臂线路	肘下2寸	肘横纹下2寸（3指宽），两筋之间
心包经前臂线路	郄门穴	腕横纹上5寸，两筋之间

动作要领及感受

仰掌，屈肘呈90°，用另一手小指掌指关节沿肱二头肌中线由上向下轻敲至肘关节，在肱二头肌起始端会有强烈的痛感，您要有点心理准备。这就是"天泉穴"，堵塞严重者操作一会儿就可出痧。预防心脏病、女性乳腺增生需要经常探查、疏通这里。有的朋友在探查、敲揉的同时即会打嗝、排气，这属于正常现象，郁气总得有个出口，否

则伤人（注：有一部分人的痛点在肱二头肌中段）。

在敲揉、探查心包经前臂部分时，我发现"肘下 2 寸"的位置常有疼痛，遂将这个无名之处设为心包经的常见堵点。当我们疏理"天泉穴"后，可以敲揉此处探寻，如疼痛则坚持按揉至不痛。

有心脏疾患或隐患的人，当疏通"天泉穴"后，拇指按压"郄门穴"时会有痛感并向上传导，需要按揉疏通。此穴位可有效缓解心慌、胸闷的症状。

最佳探查、疏通时间

晚上 7～9 点钟，敲揉"天泉穴""肘下 2 寸"，按揉"郄门穴"探查，如有疼痛，可在痛点处敲点、按揉 5 分钟。

心包经穴位知识延伸

【打嗝不止，"内关穴"帮忙】

打嗝又称"呃逆"，常在受到寒冷刺激、饱餐、吃饭过快、吃进干硬食物后出现。打嗝常因横膈膜痉挛收缩而引起，虽然大部分打嗝是短暂性的，但也有些人遭遇持续打嗝，比较讨厌，尤其是在社交场合，非常尴尬。

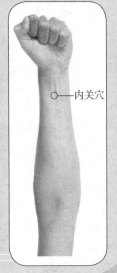

○——内关穴

治疗打嗝，民间有很多土办法，比如喝凉水、自我控制并调整呼吸、背后猛拍一掌、突然惊吓等。在中医看来，打嗝属于气机上逆，点揉、针刺"内关穴"常有奇效。"内关穴"在前臂掌面，腕横纹上 2 寸（3 指宽），两筋之间，属于八脉交会穴，"公孙冲脉胃心胸，内关阴维下总同"。对于打嗝之人，可以先敲揉"天泉穴""肘下 2 寸"以疏通经络，待气血流注下来后，用拇指点按"内关穴"，如疼痛则说明已得气，每侧按揉 3～5分钟，打嗝可止。

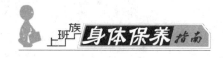

辅助调理疾患

心慌气短、胸满憋痛、失眠乏力、冠心病、高血压等。

三焦经体检——探寻、清除三焦经隐患

探查线路与易堵点

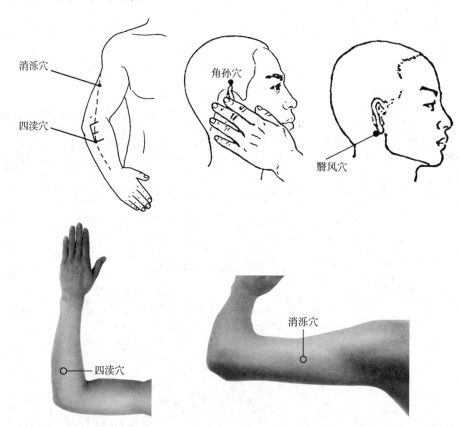

探查线路	穴位	位置
三焦经前臂线路	四渎穴	前臂背面正中线，肘横纹下2寸（3指宽）
三焦经前臂线路	消泺穴	上臂外侧中点处
三焦经颈部线路	翳风穴	耳垂后下方，下颌角与乳突之间的凹陷中
三焦经头部线路	角孙穴	折耳郭向前，当耳尖直上入发际处

动作要领及感受

前臂微屈，掌心向下，另一只手的小指掌指关节沿前臂背面正中线从肘至腕轻轻敲打，在肘关节下2寸的"四渎穴"处有强烈的痛感，多数人左侧痛于右侧。三焦经像一个情绪感应器，经络畅通，堵塞点就没有疼痛了；一旦情绪波动、烦躁发怒，探查此穴则立即会有反应。

如果有心烦、易怒、口苦、耳鸣的情况，但探查"四渎穴"没反应，可像其他经络那样向上探查。若在手臂外侧紧贴肱骨中点处的"消泺穴"有痛感，会越敲越疼，甚则难以忍受，探查疏理后常常有红肿出痧的现象。此时莫大惊小怪，欠了身体的债，早晚要还，经络疏通后红肿也就消失了。

与"翳风穴"平行的还有两个带"风"字的穴位：督脉的"风府穴"、胆经的"风池穴"。这三个穴位在头项结合部，是阻止风邪的一道屏障。所以，感受寒邪时，这三个穴位马上会有异常反应。点揉"翳风穴""风池穴"时出现疼痛，说明此处有积寒，要忍住疼痛，持续按揉至不痛为止。

"角孙穴"是最容易自我找到的穴位之一，耳郭向前一折，耳尖处即是。这个穴位要经常点揉，消除疼痛。有人初次点揉时，皮下可能有脂肪粒的感觉，据说这种情况可增加中风的概率，忍住疼痛点揉3～5天，皮下的疙瘩即会消失。

"角孙穴"还有个特殊的作用，灯火灸法常选它为主穴，主治小儿惊风、昏迷、搐搦、窜视诸病，现代常用于治疗小儿腮腺炎。取一根大约10厘米长的灯心草或草绳，蘸取植物油并使之浸渍寸许，点燃起明火，以快速动作对准穴位，一触即离，可听到一声清脆的"叭"响，即告成功，如无响声，要重复施灸一次。灸后皮肤稍有微黄，偶然也可起小水泡。治疗次数视病情轻重而定，每日1次，2日1次或1周1次。《幼幼集成》称此法为"幼科第一捷法"，如病情紧急，手边无灯心草、草绳，可用火柴点燃替代，效果也很好。需要注意的是，当火柴点燃后不要马上施灸，应让其自燃片刻，当火燃到梗的中段后，去

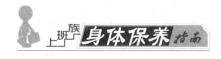

掉烧残的火柴头部，以正燃着的火柴棒对准穴位焠灸。对于腮腺炎的治疗，需双穴同时灸，发病早期灸治效果较好。

最佳探查、疏通时间

晚上9～11点钟，敲揉"四渎穴""消泺穴"，点揉"翳风穴""角孙穴"探查，如有疼痛，可在痛点处敲、点揉5分钟。

三焦经穴位知识延伸

【"支沟穴"辅助调理便秘】

"支沟穴"在前臂背面，腕背横纹上3寸（4指宽），尺骨与桡骨之间。此穴治疗便秘的效果不错。《难经·六十六难》曰："三焦者，原气之别使也，主通行三气，经历五脏六腑。"三焦对气的运行、水的代谢都有重要的作用，对于排便无力的患者，常选用"支沟穴"为主穴来治疗。对于便秘患者，平时在注意疏通三焦经的同时，可以敲点"支沟穴"，关于便秘的治疗、调养方法可以参阅第五章。

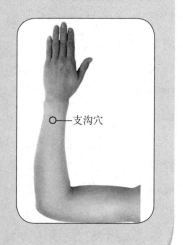
支沟穴

辅助调理疾患

烦躁、易怒、偏头痛、一侧耳鸣、肾虚等。

胆经体检——探寻、清除胆经隐患

探查线路与易堵点

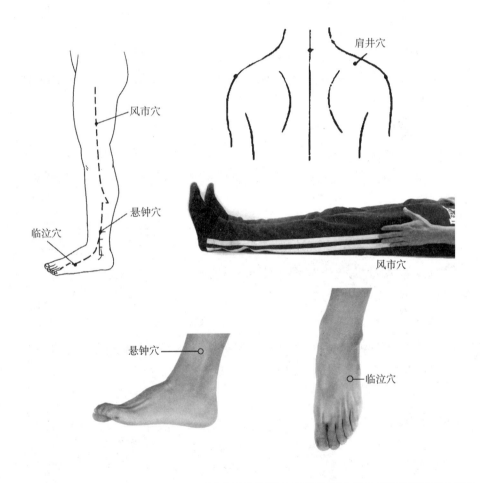

探查线路	穴位	位置
胆经大腿线路	风市穴	直立，双手并拢在大腿外侧，中指尖下
胆经小腿线路	悬钟穴	外踝尖上3寸（4指宽），两骨头之间
胆经足部线路	临泣穴	第4趾骨与第5趾骨交汇分叉处，外侧凹陷中
胆经肩部线路	肩井穴	肩部最高处，在大椎穴与肩峰连线的中点处

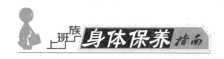

动作要领及感受

正坐位，用同侧的指间关节沿着胆经大腿上端一直敲向膝盖3～5遍，多数人在"风市穴"处会产生强烈的痛感，胆经既容易存郁气，也容易受寒，故疏理此穴能理气、排寒。一般情况下，3～5天痛感可消失。

疏理完"风市穴"，再用同侧的小指掌指关节轻敲"悬钟穴"3分钟，有高血压、坐骨神经痛、寒气凝结之人，此穴的反应会较强烈，甚至于疏理后出现结节，需按揉3～5次才能将结节按揉开。

耳鸣、偏头痛等胆经不通者，将食指立起来，放在"临泣穴"上，轻轻点揉即会痛不可摸，从穴位名字可以看出，疼痛使人哭泣，所以一定要忍住，按揉3～5分钟，每日坚持，待到不痛时说明胆经已疏通。

探寻"肩井穴"时，对侧手微握拳，用小指的指间关节轻敲肩部最高点，初次探查会浪疼痛，痛点处即是"肩井穴"。有人轻敲一会儿手臂会累，这时可将手掌置于痛点，四指向手掌方向发力，将"肩井穴"反复捏拿，慢慢地痛感可消失。

注意：在疏理胆经的同时，会出现打嗝、放屁等排气现象，有的人第二天大便会呈黑色，这是因为胆经瘀毒经肠道排出而致，不要惊慌，过几日也就没事了。

最佳探查、疏通时间

晚上9～11点钟，敲揉"风市穴""悬钟穴"，点揉"临泣穴"，敲揉"肩井穴"探查，如有疼痛，可在痛点处敲、点揉5分钟。

胆经穴位知识延伸

【胆囊疾患首选"阳陵泉穴"】

"阳陵泉穴"在小腿外侧，当腓骨头前下方凹陷处，此穴是胆经的重要穴位，却没有入选"易堵点"，这是因为在胆经无异常或有小隐患的时候，此穴的反应不明显。如果胆经郁气明显或有胆囊疾患时，敲、点此穴会有明显的反应，这时可在痛点处敲揉来缓解症状。治疗胆囊炎还有一个经外奇穴——"胆囊穴"，可在"阳陵泉穴"直下1~2寸寻找最痛点，对于急性胆囊炎发作的治疗效果很好；对于慢性胆囊炎患者，可在平时探查此处，如有疼痛则敲揉疏通之，避免急性发作。

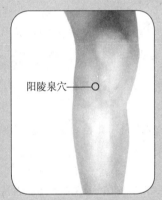

阳陵泉穴

膝关节肿痛时，在"阳陵泉穴"后方1寸，腓骨与肌肉相连接处有筋结，这是因瘀滞而形成的，可用按揉弹拨的方法来松解，严重者可请医生用"小针刀"治疗，以解燃眉之急。

【去除腹部赘肉，捏揉"带脉穴"】

"带脉穴"在侧腹部，当第11肋骨游离端下方垂线与脐水平线的交点上。简便取法是：双手叉腰，食指尖附近。"带脉穴"也是胆经的一个易堵点，用敲法疏通这里比较合适。睡前正坐位或侧卧，同侧的手握空拳，每侧轻敲"带脉穴"30~50下。有烦躁、易怒、胁肋痛、口苦者，敲后可能立即打嗝、排气，此为正常现象。

人到中年，腹部赘肉出现，人们形象地称之为"游泳圈""小肚腩"，春夏之时，美容院、减肥机构靠着去除"小肚腩"的宣传赚取大把钞票。腹部赘肉不仅影响美观，而且阻碍气血在横向的带脉与纵向的中、下焦的运行。带脉是奇经八脉中唯一一条横向的经脉，起于季胁，斜向下行到"带脉穴""五枢穴""维道穴"，在人体的腰部围一圈，这条经脉像一条绳子将督脉、任脉、冲脉、肝经、脾经、肾经、胃经、胆经、膀胱经、阳跷脉、阴跷脉、阳维脉、阴维脉系在一起，故称为"带脉"。保持带脉的气血畅通，对上述经脉的气血运行至关重要。

拇、食指上下捏住一处腹部赘肉，稍微用力捻揉，此时会很疼，指下呈泡沫状，这是垃圾脂肪。同心经的"蝴蝶袖"一样，这些垃圾脂肪不能给身体提供能量，反而影响气血运行，坚持捏揉可去除。去除腹部赘肉的方法很简单：正坐位，双手由两肋开始，充分捏住一处赘肉捻揉3下，然后依次向肚脐方向捻揉，每日2次，每次10分钟。需要提醒的是，前几日要忍住痛。自己动手除赘肉，既简单又经济，当然只有坚持者才会受益。

辅助调理疾患

口苦、易怒、心慌、易醒、胆囊疾患、偏头痛等。

肝经体检——探寻、清除肝经隐患

探查线路与易堵点

探查线路	穴位	位置
肝经大腿线路	阴包穴	屈膝，大腿内侧膝关节上4寸处
肝经足背部分	太冲穴	在足背第1、2跖骨结合部之前凹陷中
肝经胸部线路	期门穴	乳头直下，第6肋间隙处

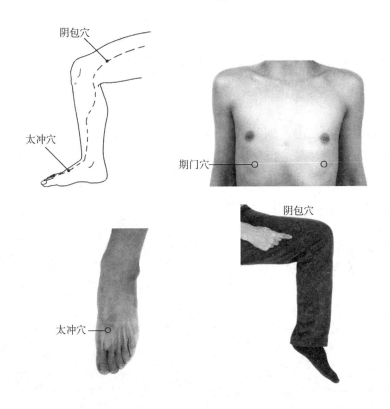

阴包穴

太冲穴

期门穴

阴包穴

太冲穴

动作要领及感受

探寻"阴包穴"时，取正坐位，双脚着地，同侧小指掌指关节轻敲大腿内侧即可，3～5遍后，多数人膝盖上方5指宽的"阴包穴"处会有强烈的痛感，严重者痛不可摸，局部紧绷、发硬，常常是左侧痛感强于右侧。

很多爱好经络疏通的朋友常发现，按揉"太冲穴"时，没有明显的痛感，但身体却有肝火亢盛的反应，这是因为"阴包穴"堵塞，使肝气不能流注到"太冲穴"，肝气郁结在上，下面自然没有反应。所以，当把"阴包穴"疏理好时，再按揉"太冲穴"才会有感觉。

"太冲穴"的简单取穴法：在脚面最高点，大脚趾与二脚趾分叉处的凹陷中。自我操作时，用食指向脚踝方向勾住此处并点揉，如果有痛点，可以用拇指向下点揉至趾蹼处的"行间穴"。此法可泻肝火，改善情绪异常、烦躁口苦、凌晨1～3点易醒等症。

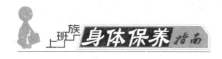

"期门穴"主治胸胁胀满疼痛、呕吐、呃逆、吞酸、腹胀、泄泻、饥不欲食等症，我平时喜欢用中指尖敲点来探查。如有异常，轻敲几下，此穴即有痛感，敲揉、点按均可。

最佳探查、疏通时间

晚上7~9点钟，敲揉"阴包穴"，点揉"太冲穴""期门穴"探查，如有疼痛，可在痛点处敲、点揉5分钟。

肝经穴位知识延伸

【"大敦穴"——清肝火，治疝气】

"大敦穴"是肝经的井穴，位于大踇趾（靠第2趾一侧）指甲角约0.1寸处。善治因气郁不舒引起的妇科诸症，如闭经、痛经、崩漏、更年期综合征，也是治疗男子阳痿、尿频、尿失禁的要穴。肝胆湿热、妇人崩漏可以采用"大敦穴"放血的方法治疗，对于情绪焦虑可采用指甲爪切的方式来缓解。

"大敦穴"是治疗疝气的特效穴位。《玉龙歌》曰："七般疝气取大敦"，《胜玉歌》曰："灸罢大敦除疝气。"疝气有多种，常见的有腹股沟疝、股疝、脐疝、切口疝等。多是由于咳嗽、喷嚏、用力过度、腹部过肥、用力排便、小儿过度啼哭、老年腹壁强度退行性变等原因，使腹腔内产生负压，导致腹腔内气压增大，迫使腹腔内的游离脏器通过人体正常的或不正常的薄弱点或缺损、孔隙而进入另一部位。调治疝气时，非专业人士可以用艾灸或爪切"大敦穴"的方法治疗。

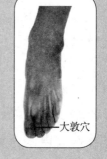
——大敦穴

辅助调理疾患

颠顶头痛、眩晕、高血压、烦躁、易怒、月经不调、乳腺增生等。

探查、疏通经络后的反应

扫码听书

第一次疏理自己的经络要有心理准备，有的堵点用掌指关节轻敲几下就有钻心的疼痛（肝经、心包经等），疏理后局部肌肉还可能出现红肿青紫、出痧或影响运动，这些都是经气撞击堵塞点所产生的正常反应，欠身体的债，迟早要还。在痛点处每日疏理5分钟，多数人3~5天后痛感可消失。

在探查时，经穴痛感明显（甚至是刺痛），表明此时气血相对旺盛，多为实证；当穴位以酸疼为主，点按时感觉心里舒服，此为气血亏虚，这种情况以老年人为多见，应该找中医当面辨证诊治，口服中药以补益气血。

如果身体虚弱，第一次不要探查、疏理全部经络，我们的身体由于经络长期堵塞，一旦疏通，气血就会主动工作起来，十二条经络同时疏通需要大量的气血，身体的本钱（气血）又不足，结果会让身体困倦乏力，不明此理的人会误以为是经络疏理造成的，不去坚持而放弃治疗。有的朋友在经络疏理之后感到口渴，也是气血活跃后的正常反应，补充温水即可。所以，疏理经络时一定要根据自身的情况，先疏通3~5条经络，然后再视反应程度做适当的调整。

另外还需注意，在自我经络疏理时，不要疏理整条经络，那样会无谓地消耗气血，极易疲劳。就像一条道路有十个路口，只有一个路口堵车，我们只派交警去那里疏导，其他不拥堵的路口没必要派人去，否则只能无谓地消耗人力、物力、财力。所以，在经络循行线路探查3~5遍后，在痛点处敲揉疏通即可。也有人在疏理一段时间后，出现感冒、疲乏等现象，可能是身体自我调节的反应，一般先观察3~5天，如情况加重则需咨询专业的中医师。

结语：经络疏理——健康在你手中

扫码听书

常有朋友问我："经络疏理时，敲哪都疼，是不是身体病得不轻？"我回答："身体使用了数十年，从来没有呵护过，堵塞点上没有反应才怪。"探寻经络堵塞点是发现"未病"的一种方法，《金匮要略》曰："上工治未病。""未病"是什么？"未病"不是没病，是尚未成形的病，是处在酝酿阶段的病，是处在气这个阶段的病。这时去治它，轻而易举。当发现下雨的征兆时，你就可能避免淋雨，人体亦如此，忽视身体的感受，等到它成形，成为器质性的病，这个就是"已病"。

"审微恙"是一种发现"未病"的方法，我们探查到的经络痛点就是报警器，告知我们经络此时不通。"通则不痛，痛则不通"，经络上的这些关键点好比电路上的开关，一旦它们的功能恢复，经络就畅通了。范仲淹说："政通人和，百废俱兴。"经络顺畅，气血的运行正常，身体自会达到无为而治的状态，而且疏通痛点，恢复交通，不涉及补泻，普通民众可以放心使用。经络疏通后，如身体出现微小异常，这些穴位又会堵塞。比如，心包经明明是通畅的，可是只要起心动念，不良情绪升起，轻敲"天泉穴"马上会有痛感。所以，随时探查，及时发现、消除隐患，是经络"审微恙"的重要作用。

当然，经络不是万能的，气血虚弱或者瘀滞之人，亦需要在经络畅通的基础上对症用药来恢复脏腑之间的动态平衡。因此，我更侧重于将经络疏理用于健康人的养生保健！实践表明：通过短时间的学习，这种经络探查、疏理方法人人可掌握，人人可操作，人人可受益！在我周围，有些朋友接触了"审微恙"后，逐渐对经络、中医产生了兴趣，在探查自己及家人经络的过程中，越来越有心得。从调理自己的身体入手，慢慢指导身边的人查经络、审微恙，他们用事实证明，虽然没有受过专业的训练，也可以成为保养自己身体的"上工"！

第二章

养生妙招，办公桌前呵护健康

　　久坐办公室的朋友可能没有属于自己的大块时间，即使健身也只能选择下班以后。可是，按照自然规律，养护身体在晚上应以静为主，如何保健？甚是苦恼。养护身体完全可以利用工作中零散、空闲的时间，随时在办公桌前操练。本章向大家介绍的"乾隆养生十常法"，简单、易学，每个方法 3 ～ 5 分钟即可完成，不占用他人空间，合理利用闲暇时间，安全、有效、环保。

扫码听书

乾隆养生十常法

在我国古代皇帝中，乾隆寿高 89 岁，寿长位居中国封建皇帝首位。现代社会，"忙"字常挂在嘴边，我们总觉得压力太大，身心俱疲。可是，静静地想一想，我们再忙、再累，压力再大，能忙过执政六十年的乾隆皇帝吗？乾隆根据自身的体会，总结了养生四诀："吐纳肺腑，活动筋骨，十常四勿，适时进补。"

其中"十常"为：齿常叩，津常咽，耳常弹，鼻常揉，睛常转，面常搓，足常摩，腹常旋，肢常伸，肛常提。"四勿"为：食勿言，卧勿语，饮勿醉，色勿迷。

下面就来具体讲述这简单易学的"十常法"，朋友们可以一边阅读，一边实践。

齿常叩——牙好，身体就好

关于牙齿有一个经典的故事：孔子曾到东都洛阳，向老子请教学问。彼此一番见面礼仪之后，老子张开嘴让孔子看，然后问道："你能看得见我的牙齿吗？"孔子据实回答："您的牙齿，已经全都掉光了。"

老子接着又问："那么我的舌头呢？你看它还在我嘴里吗？"

孔子立即回答说："它还在您的嘴里，完好无损。"

于是，老子说："你明白了吧？牙齿因为太坚硬，老是与各种食物咬来碰去，时间长了就掉光了。可是，舌头不同，舌头柔软，虽然常常在牙齿同食物的磕碰中被挤过来挤过去的，但始终都只是默默地品味着，不参与牙齿跟

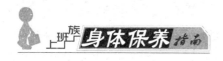

食物任何一方的磕碰争斗；最终，食物碎了，牙齿掉了，而舌头却能完好无损地伴随人的生命直到终点。"

老子借"牙齿与舌头"的比喻告诉我们"柔弱胜刚强"的道理，同时也告诉我们牙齿使用过度就会脱落。

牙齿是食物进入体内转化为养分的第一关，牙好，身体就好！它的作用是研磨食物，食物研磨得越充分，在胃里转换为食糜的时候就越少消耗能量、气血。请大家牢记：节省使用气血是健康长寿的前提。俗话说：细嚼慢咽，许多吃饭快的朋友如果胃不好，吃饭时坚持细嚼慢咽 3 个月，也许胃病就能不治而愈。有的专家提出一口饭要嚼 36 下，这是有道理的，您可能很惊讶，每口饭嚼 36 下，吃一顿饭得多长时间啊?！不过，亲身实践之后，您会发现，每口饭嚼 36 下的时间没有想象得那么长。

牙齿对于健康如此重要，生活中我们要保护牙齿，勿食过凉、过热、过硬的食物，以免损伤牙齿，使其过早脱落。每日叩齿是坚牙固齿的好方法，大医孙思邈说："清晨一盘粥，夜饭莫教足，撞动景阳钟，叩齿三十六。"叩齿，由来已久，简便易行，随时随地可做，实践证明效果良好。

叩齿方法

口唇轻闭，有节奏地叩击上、下齿，先叩两侧大牙 36 次，再叩门牙 36 次，每日 2 ~ 4 遍。力度适当，略闻声响即可。

小便咬牙固肾气

童话大王郑渊洁讲过一个事：他曾经坚持 17 年小便时不说话。1987 年 5 月，郑渊洁到中央人民广播电台录制节目，当时还是电台编辑的崔永元带郑渊洁去卫生间。崔永元说，男人小便时最好别说话，对身体不好，还说是一个懂养生的人告诉他的。从那以后，郑渊洁一直保持着小便时不说话的习惯。

肾司二便开合，有的老年人肾气过于虚弱，会有遗便、遗尿的症状，体现出肾的固藏功能不行了。养成小便时不说话的好习惯可以起到固肾的作用，方便时再轻轻咬住牙关，脚趾扣住地面，也可防止肾气耗散。肾主骨生髓，而齿为骨之余，故肾气充足，是牙口好的前提。

清洁牙齿，淡盐水、茶水漱口

古时没有牙膏、口香糖，人们清洁口腔、养护牙齿的办法是用淡盐水、茶水漱口。盐为咸味，入肾经，现代研究认为，食盐具有杀菌作用，盐水可以清洗伤口，达到清创和消炎的目的。每天适当地用淡盐水含漱口腔，可以起到消炎、杀菌、清洁口腔的作用。淡盐水漱口还有一个好处，可防治牙周局部炎症引起的牙龈出血。

用茶水漱口益处多多，现代研究表明，茶水中含有茶多酚，有对抗烟碱毒素、中和酒精的作用，还能除臭去腥。清晨用茶叶水漱口，或吃鱼腥之后用茶叶水漱口，能有效地除掉口中的异味。茶叶中含有氟化物，而氟元素能在一定程度上预防龋齿和蛀牙。

用茶水漱口的方法由来已久，在《红楼梦》的开场情节中就有这样一段描写："寂然饭毕，各有丫鬟用小茶盘捧上茶来，当日林如海教女以惜福养身，云饭后务待饭粒咽尽，过一时再吃茶，方不伤脾胃。今黛玉见了这里许多事情不合家中之式，不得不随的，少不得一一改过来，因而接了茶。早见人又捧过漱盂来，黛玉也照样漱了口。盥手毕，又捧上茶来，这方是吃的茶。"可见，用茶水漱口保健古已有之。

津常咽——"活"字即是千口水

著名医家李中梓在《内经知要》中说，祖先造字以千口水为"活"字，我们可能觉得这样拆字很无聊，但口水对于健康来说确实十分重要。

口水就是唾液，这看似寻常的口腔分泌物，古代养生家们均非常重视，赋予它"琼浆玉泉""金津玉液""华地之水"等甘霖美名。中医学认为，五脏化五液，心为汗，肺为涕，肝为泪，脾为涎，肾为唾，是为五液。李时珍认为："唾精，乃人之精气所化。"他在《本草纲目》中提出：人若能每天不吐唾液，则精气常留，颜容不槁，眼明耳灵。相反，经常吐唾液，则损精神，颜枯形槁。

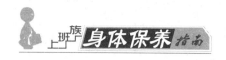

唾液的取法

舌尖轻抵上腭，保持"儿"音，舌根下会涌出唾液；或者口腔闭合做吮吸状，口腔内也会有唾液涌出，涌出的唾液要缓缓地分若干口咽下。唾液还可以反映身体的健康状态，如果津液很快产生，较稠，略甜，则说明身体健康；如果津液很难产生，略带苦味，则说明体内津液不足，或者有火。

痈疮疔肿，涂抹晨起的唾液

记得读高中的时候，脸上长青春痘，又疼又痒，我的一位表舅告诉我晨起用"饿唾沫"涂抹，当时不解。表舅解释：晨起别喝水，不吃东西，这时口腔里的唾液称为"饿唾沫"，用指头蘸上它，反复涂抹在"痈疮疔肿"处。记得当时涂抹后止疼止痒的效果很好。

现代医学早已认识到唾液有促进消化的作用，近年来发现唾液含有大量的生物化学物质，如其中含有两种神经因子，能刺激感觉神经和交感神经正常生长和活动，有几种蛋白质有促进止血和收缩血管的作用。唾液中含有的分泌型免疫球蛋白 A 和溶菌素，有免疫和抗菌作用，能杀灭口腔中的某些细菌。唾液有润洁口腔、止血愈伤、防御细菌、帮助消化的作用。所以，每个人都应将收集、吞咽"琼浆玉液"培养成自己的健康好习惯。

耳常弹——健耳养肾又养心

在中医看来，五脏在头部各有一个通道与天地相沟通。《素问·阴阳应象大论》说："肝……在窍为目……心……在窍为舌……脾……在窍为口……肺……在窍为鼻……肾……在窍为耳。"通过这五窍的状态可以了解脏腑的功能情况，比如口腔溃疡，多与脾虚有关；眼睛干涩、发红与肝胆火旺有关；双侧耳鸣，则是肾虚的表现。同时，对外在孔窍的保养，也会调节相应脏腑的功能，故弹、搓耳朵可以养肾。

学者们认为《黄帝内经》是一部论文集，有时前后意见不统一。在《素问·金匮真言论》中就说："心开窍于耳。"为什么"心开窍于耳"呢？我们想象下面的场景，夏天农村的夜晚，万籁俱寂，没有噪声的干扰，我们宁心静气，传入耳鼓的是昆虫的鸣叫、植物拔节的声音，我们称之为天籁之音。人用耳朵来感知自然，用心去体会，内心会有涟漪。每一个国家、民族都有它的圣人，圣字的繁体写作"聖"，下面一个"壬"，上面一个"耳"、一个"口"，表示人立于大地之上。用耳朵来谛听天地之音，听宇宙的大道，这是讲"觉悟"，自己首先要有觉悟，听得懂天地的大道。而这个"口"字，是指不仅自己觉悟，还要用口宣讲天地宇宙的大道，使众生都能觉悟。所以，"聖"就是自己觉悟，又能使众生觉悟，而且还能统领众生的人。

"听"这个字的繁体字写作"聽"，从耳德，即耳有所得。怎么有所得？当然是用耳接受宇宙的信息，用心来体会、感悟。梁启超说过："心明即是天理。"虽然人们常说眼睛是心灵的窗户，但心开窍于耳，说明古人知道谛听宇宙大道，需要心的感悟。因此，一侧耳鸣多为不良情绪持续"伤心"所致，调理司值相火的三焦经、胆经，可以立竿见影。

日常生活工作中，坚持弹、搓耳朵，既养肾又养心。

弹耳朵的方法

双手搓热，以大鱼际由后向前发力，有节奏地轻弹耳郭。这种方法可以随时操作，次数不限。

搓耳朵的方法

搓摩耳朵除了可加强脏腑的功能之外，还可预防听力的减退及耳鸣。双手拇指及食指弯曲后，由上至下搓耳，至耳朵红热为宜。搓耳时可冥想自己正在进行全身按摩，不知不觉中身体就会有温热的感觉。

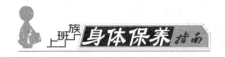

鸣天鼓的方法

双手掩耳，以食指压在中指上，用食指滑弹后脑部，每次滑弹 36 下。这种方法可以健脑、增强记忆力，并防治头晕耳鸣。鸣天鼓时，声音洪亮说明肾气充足，反之则表明肾气虚弱。

耳垂皱纹提示早期动脉硬化

中医依靠外象（望、闻、问、切）认识身体内部的真实情况，第一章介绍心经自我体检时，我们可以依靠"蝴蝶袖"的有无来判断心脏是否供血不足。大量研究表明，如果耳垂有皱褶，也意味着有冠状动脉硬化的隐患。

当冠状动脉发生粥样硬化时，耳垂的供血动脉也可能出现硬化、血液循环障碍，导致局部皮肤及组织的缺血。耳垂的胶原纤维、弹性纤维退化、萎缩甚至断裂，就会形成耳垂皱褶。平时多观察一下自己、家人、朋友的耳朵，如果耳垂上出现了这条皱褶，应及时就医。即使现代诊断技术没有诊断出冠心病，也不能掉以轻心，要积极寻找生活、情绪、起居、饮食等原因，做好预防工作。

鼻常揉——照顾肠道、呼吸道

肺开窍于鼻，鼻腔是肺与外界沟通的通道。五脏六腑唯一可以通过意识控制的器官就是肺，你不能根据自己的意愿让心慢点跳动、让胃快点消化，但你能减缓呼吸的节奏，通过调息来入静，在入静的状态下，五脏六腑将去除干扰，自然回到它本源的自主调节的工作状态。儒家讲"知之而后有定"；道家讲"胎息"；佛家讲"出息"。这三家都强调闻道要从呼吸入手，故养护生命，可以从放慢呼吸开始。每天抽出一点时间，把呼吸放缓，让自己获得更多的宁静。

鼻子两侧是大肠经的止点和胃经的起点，大肠经终止于"迎香穴"，这个穴位在鼻翼外缘中点旁，当鼻唇沟中。鼻塞、不闻香臭可以点揉此穴，有暂时缓解的作用。大肠经在此相接于胃经，《灵枢·经脉》中说："胃足阳明之脉，起于鼻之交颏中。"牵一发而动全身，故刺激鼻旁对消化道也有益处。

揉鼻子的方法

用双手食指指腹沿鼻翼由上至下揉搓至迎香穴，在迎香穴点揉3～5下，用力适中，以鼻翼发热为宜。也可以用食指指腹上下往复轻轻推搓，以发热为宜。

注：鼻塞严重、难受时，可以用食指指甲爪切鼻尖10～30秒，鼻塞可立即缓解，但这个方法治标不治本，彻底解决还需要请中医师辨证诊治为宜。

取嚏法缓解风寒感冒初起

鼻子是肺与外界沟通的孔窍，如果人从温度较高的环境突然换到一个温度较低的地方，正常情况下可能会连续打几个喷嚏，小孩则更加敏感。人为什么会打喷嚏？当冷空气或者异物进入鼻腔时，人体会有自发的应急反应，随着人体的敏感度（自我感知能力）下降，对环境温度的变化就没有强烈的反应，这也是幼儿比成年人敏感的原理。

如今，人们总把打喷嚏作为感冒的前兆，马上吃药，既然打喷嚏的目的是排出进入肺脏的异物（寒气），我们可以因势利导地用取嚏法来治疗。而吃了某种药物喷嚏被止住，它的机制是让阳气下降，使机体不敏感，从而抑制喷嚏，如此这样，寒气依然存留在体内。

取嚏法适用于风寒感冒初期有打喷嚏、鼻塞的情况，方法是：将卫生纸旋转拧紧，做成两个3毫米左右粗细的纸捻，同时伸进鼻子里，轻轻刺激鼻腔黏膜，当发痒的时候取出，打了一个喷嚏后，再重复操作，直到喷嚏没有为止。

注意事项：打喷嚏的时候，一定要坐稳，站立时手要扶墙，以免腰部受损；如果喷嚏打不出来，说明身体正气不足，要请中医师对症治疗。

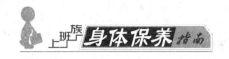

睛常转——转眼缓解视疲劳

现代办公离不开电脑，持续盯住电脑屏幕，极易出现眼睛干涩、红肿等视疲劳现象。还记得在小学、初中时每天做的眼保健操吗？曾经的我们，因为前一晚学习得太晚，利用这五分钟趴在课桌上眯一会儿，即使做眼保健操也是照猫画虎，糊弄了事。现在看来，眼保健操虽然简单，但如果认真做，通过对眼部周围穴位的按摩，可以使眼内气血通畅，消除睫状肌的紧张或痉挛，缓解视疲劳，起到保护视力、防治近视的作用。

让我们再来复习一遍眼保健操吧，顺便找回儿时的记忆。

眼保健操的正确做法

探天应穴：以左右大拇指指腹按左右眉头下面的上眶角处，其他四指散开并弯曲如弓状，支在前额上，拇指轻轻点揉，如有酸痛则点揉的时间可以长一点。

挤按睛明穴：以左手或右手大拇指按鼻根部，和缓挤按眼角内眦的睛明穴。

揉四白穴：先以左右食指与中指并拢，置于鼻翼两侧，大拇指支撑在下颌骨凹陷处，然后放下中指，食指在瞳孔直下，当颧骨上方凹陷中的"四白穴"处，轻轻点揉即可。

按太阳穴、轮刮眼眶：蜷起四指，以左右大拇指指腹抵住太阳穴，以左右食指第二节内侧面轮刮眼眶上下一圈，上侧从眉头开始，到眉梢为止，下面从内眼角起至外眼角止，先上后下，轮刮上下一圈。这个动作同时刺激"太阳""攒竹""鱼腰""丝竹空""瞳子髎""承泣"等穴位。

我们闭上眼睛，将上述每个动作认认真真做64拍，当你再次睁开双眼的时候，也许会感到些许明亮。如果你仍然觉得眼保健操复杂，不妨实践下面两种方法：转眼球和热敷眼睛。

转眼球的方法

正视前方，头正直，目微闭，按圆形轨道转眼球，速度要极慢，右、下、左、上，转眼球的要领在于只动眼，不动头。顺时针转完 25 次后，再逆时针左、下、右、上旋转 25 次。转完之后，如果感到后颈发酸，可以按摩颈部的肌肉并点揉"风池穴"，酸痛感即会消失，而这时你会感觉眼部变得异常轻松。每天可以转 2～3 次，坚持就会有效。

热敷眼睛的方法

我的外祖父生前每天都要热敷双眼，80 多岁时，老人家还照常读书看报。此法很简单：迅速将双手搓热，越热越好，眼睛微闭，以掌根部位敷在眼部，当手掌热度消耗殆尽后取下，再重复做下一次。每组做 8 次，每天可做 2～3 组，以晨起、睡前操作最佳。

避免用眼过度是正道

记得读初中的时候，班级里有两名同学戴眼镜，那时近视代表着读书多，学习刻苦。现在，即使是幼儿园里的小朋友戴眼镜也不是稀奇事儿。究其原因，乃用眼过度所致。这同过度消耗地球资源一样，如今我们的生活方式常常以透支身体脏腑功能为代价而获得暂时的快感。

除了入睡，我们的眼睛紧盯着手机、电脑、电视屏幕，持续的光刺激必然损害眼睛。在这个貌似繁荣的商业时代，卖眼药水的商家假惺惺地提醒你"熬夜上网，眼睛干涩，请点某眼药水，谁用谁亮堂"。他们不会劝告你，别熬夜了，少上网吧！因为在他们眼里看到的只有花花绿绿的钞票，有谁来管你眼里是否有酸楚的泪花。

好在成年人的视力基本固定了，可饱受摧残的是可怜的孩子。从 3～4 岁的幼儿到 13～14 岁的少年，一个智能手机，一个平板电脑，就可以让他瞬间无比安静，旁若无物。于是，孩子们都架上了眼镜，内心却被冷漠包围。

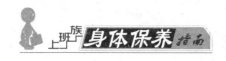

保护视力，需要从内心的改变开始，对持续的光刺激敬而远之才是养眼之道。

养眼的关键是养肝

肝，"开窍于目"，肝与外界沟通的孔窍是眼睛。"窥一斑而知全豹"，通过眼睛可以了解肝的状态。肝胆疾病引发的黄疸，初起时眼睛会发黄。长期熬夜的人肝血不足，晨起时眼睛会干涩。肝有藏血的作用，《黄帝内经》云："故人卧血归于肝。"人在睡觉的时候，血回到肝里，净化、解毒，起床开始一天的工作时，肝血又释放出去。

子时一阳生，不论身在何处，按照中国人的理解，夜里11点时，新的一天已经开始。这时肝、胆进入最佳的工作状态，它们的主要工作是推陈致新，将血液净化一遍。因此，人体只有在正确的时间、高质量的睡眠状态下才能保证肝、胆更好地工作。而一旦我们熬夜、不睡觉，肝、胆不仅不能完成本职工作，还要把肝火奉献出来支持身体的"动"，熬夜过后，早晨会出现眼圈发黑、眼睛干涩、指甲青紫等情况，这反映了末梢血不干净。顺应自然，按时睡觉，保持良好的情绪，方能养好肝。

面常搓——动手留住姣好容颜

面子工程是个大问题，对于一些女性朋友来说，美容是一笔不小的开支，更有甚者，不满足于手法"美容"而频频采用手术"整容"。留住姣好容颜，不仅需要动手，还包括合理的饮食习惯、高质量的睡眠、有节律的生活方式和乐观的心态，这样才能从整体上做一位优雅的女人。勤搓面可以促进脸部的血液循环，加速皮下细胞的新陈代谢，我们应该保持这个良好的习惯。

搓面的方法

双手反复快速搓热，置于鼻子两侧，由下至上轻轻抚触至额头，再向下抚触脸颊，手掌热度下降后，再搓热并重复上述动作。搓面的力度要轻柔，以面部微发热、红润为度。

颜面是脏腑的镜子

颜面的保养单纯靠外在的美容护理是不够的，局部的人工修饰可能解决了面子问题，但人们外表所表现出来的情况其实是内在脏腑的反映。《黄帝内经》对女子的身体规律有个总结："五七阳明脉衰，面始焦，发始堕。六七三阳脉衰于上，面皆焦，发始白。"白话文的意思是：女人到了 35 岁，阳明脉（胃经、大肠经）开始衰退，颜面不滋润，缺乏弹性，开始掉头发。42 岁的时候，太阳（膀胱经）、阳明（胃经、大肠经）、少阳（胆经、三焦经）三个阳脉在头面部虚衰，颜面焦枯，头发变白。

颧骨、额头、两颊、上唇是足阳明胃经的领地，鼻子两侧、下唇是手阳明大肠经的领地。阳明经差不多覆盖了我们整个脸，胃肠功能不好，脸色就会不好看。所以，胃气充盈、肠道功能正常时，脸色自然容光焕发。头部的侧面，包括耳朵、耳前区域是足少阳胆经、手少阳三焦经的领地，多数人 40 多岁鬓角出现白发，这就告诉你少阳之气开始虚弱了。养颜，首先要保证这些经络的畅通，使气血合理地运行。

上一章介绍了如何发现经络的堵塞点并进行自我疏通的具体方法，平日应坚持探查、疏通胃经、大肠经、胆经。如果探查时发现堵塞点处酸痛，则说明经气不足，可以请中医师对症处方来调理。另外，正常的睡眠是休养生息最好的方法，晚上 10 点半最好上床入睡。

优雅的女人是睡出来的，为了留住美丽的容颜，我建议女性朋友可以先试着坚持一个月的正常睡眠，如果效果显现出来，就长期坚持。这样比用什么化妆品都好，既是自然肤色的流露，又避免化妆品给肌肤带来的破坏，何乐而不为呢？

足常摩——人老先老脚

按照足部全息反射理论，足底分布有五脏、六腑等重要脏器的反射区，通过对足底反射区的探查刺激，可以了解、调节相应脏腑的功能。因此，脚

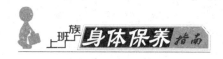

要常摩是有道理的。按照经络理论，肝经、肾经、脾经的起点，胆经、膀胱经、胃经的止点，均在脚趾或足底，牵一发而动全身，古话说："人老先老脚。"人的年岁大了，腿脚还利落，说明身体好！如果走路时腿抬不起来，脚步蹒跚，代表脏腑功能下降，身体已经走向衰老了。通过保养脚部，既可以探查身体的隐患，又可以调理脏腑的功能。

擦"涌泉穴"

"涌泉穴"位于足前部凹陷处，第2、3趾趾缝纹头端与足跟连线的前1/3处。每日泡脚后，以手掌外侧的小鱼际往复轻擦"涌泉穴"，每侧5分钟，以产生温热感为宜。

捏揉跟腱

跟腱两侧循行着肾经和膀胱经，此二经在跟腱部位有几个堵塞点，每日泡脚后，可由下至上捏至腿肚跟腱隐没处，捏揉时间为每侧5分钟，手法与清除心经"蝴蝶袖"类似，用拇、食指点住一处，捻揉3下，再依次向上。初次捏揉要有心理准备，跟腱在下面（大钟穴、昆仑穴）的起点处会很痛，上面较酸，坚持数日，酸痛感可消失，跟腱会变软而有弹性。

点按地筋

将脚底面向自己，把脚趾向上翻起，会发现一条硬筋从脚底浮现出来。这根筋的软硬可反映肝脏的状态，痛甚、过硬、无弹性，说明肝气不舒，常有烦躁、易怒等情况。有些人可能找不到它，按揉时感觉这根筋软弱无力，塌陷不起，这代表肝气不足，需要补益肝血。这根筋按揉起来很痛，可是有趣的是，这并不会影响你白天走路。每日泡脚后，用拇指从上至下点按此筋，在疼痛处多按揉几下，每天5分钟，坚持1周，这条筋会变软、有弹性，疼痛消失，随之而来的是舒畅的情绪。

脚面的常用穴位

足疗时，技师们提供的服务多是刺激足底反射区。我们在第一章介绍了一些经络的常见堵塞点，在足面上分布有肝经的"太冲穴"，胆经的"临泣穴"，肾经的"照海穴""水泉穴""大钟穴"，膀胱经的"昆仑穴"，脾经的"太白穴""公孙穴"，胃经的"内庭穴"等。这些穴位的位置容易找、疏理手法简单、自我感觉强烈，更重要的是，其对身体的作用很大，希望朋友们每天坚持探查，如有痛感，按照第一章介绍的方法按揉疏通，自己给身体做保健。

泡脚有讲究

热水泡脚对足部穴位及经络有刺激和渗透作用，可以改善局部血液循环，促进代谢，通气血，驱寒，从而起到养生保健的作用。泡脚还有益于一些全身性的疾病，对于风湿、关节炎、感冒等常见疾病，可以找医生开足浴方，坚持泡脚。

凡事都有阴阳，有好就有坏，我们经常重视事物好的一面，而忽视了它坏的方面。泡脚虽好，但不能太过，用热水泡脚时不要泡到大汗淋漓，体内正气会因毛孔张开而耗散。在此提醒大家，冬天或者年老体弱的人泡脚时，后背微微出汗、额头轻微冒汗即可。

缓解跟骨刺，试试"白术"泡脚

《思考中医》中，刘力红老师介绍了白术治疗跟骨骨刺的案例。"读《本草纲目》，白术这一条，李时珍引张锐《鸡峰备急方》的一则案例：'察见牙齿日长，渐至难食，名曰髓溢病。用白术煎汤，漱服即愈。'这个病名很有意思，牙齿为骨之余，由肾所主。肾主骨生髓，骨与髓乃是异名同类的东西。牙齿日长，就好像是髓满了往外溢一样，所以，称为髓溢病。髓为什么会往外溢？这一定是约束骨、髓的这个系统出了问题。骨、髓由肾所主，肾为水脏，故骨髓亦属水类，对其约束是由土系统来完成的，因为土克水。如果土系统出了问题，土虚了，就会发生水溢，产生髓溢。髓溢了，牙齿自会日渐变长。这个道理明白了，用白术来补土制水，控制髓溢，就是十分简单的事了。1991年接治一位跟骨骨刺的患者，患者的双脚跟都有骨刺，疼痛厉害，以致足跟不敢落地，要踮起脚来走路，很痛苦。我按常规的思路，用补肾的方法，也用了活血、除痛、蠲痹的其他方法，都没有获得明显的疗效。正在我感到进退两难的时候，突然想到了上面的这个案例。骨刺病也叫骨质增生，是由于骨钙流失到骨面，形成骨性赘生物所致。骨钙流失形成骨性赘生物，这与髓溢有什么差别呢？于是我如法炮制，用白术煎汤，让患者浸泡足跟，每日两三次，每次20分钟。出乎意料，不数日，痛即大减，足跟能够落地，坚持近月，病即痊愈。"

我在实践中对足跟骨刺的患者也采用此方法，用白术50克，5碗水煎取3碗，作为药汁，每次用一碗兑在热水中泡脚，每日3次，效果确实很好。

腹常旋——以通为补

腹部包含了中焦、下焦两个部分，脾、胃、肝、胆、肾、膀胱、大肠、小肠、女子的附件等众多器官包含在其中。任脉、带脉、冲脉、肾经、胃经、肝经、脾经等经络在腹部经过。保持腹部的气血运行正常，对人的健康至关重要。腹部赘肉这块垃圾脂肪是阻碍气血运行的显性因素（详见第一章胆经体检内容），腹部还有一些隐性的气血瘀滞点，与经络的堵塞点相似，在点揉探查的时候，也会以强烈疼痛的形式告知它的存在，当持续点揉刺激后，这些堵塞点也可被疏通。

另外，腹部聚集着11个"募穴"。"募穴"共有12个，位于胸腹部，是脏腑之气结聚、募集之处的特定穴。与背部的背俞穴相似，刺激募穴一样可以起到调节相应脏腑的作用，通过手法刺激腹部，可以帮助这11个募穴时时处于最佳的工作状态。

中医讲，"六腑以通为补"，当胃、大肠、小肠、胆、膀胱通畅的时候，该器官的功能最强，腹常旋的目的就是要促进六腑的顺畅。

摩腹的方法

单掌绕脐摩腹，上至心窝，下到耻骨，力量越轻越好，掌与肌肤似触非触的效果最佳，缓慢旋转，顺、逆时针各摩 36 圈（平补平泻）。正常情况下，旋摩一会儿，腹部会微微有汗。初次摩腹后，可能会有腹泻的情况，此为肠道垃圾排出的正常现象。

推腹的方法

双手重叠，以大鱼际微用力沿任脉（正中线）、胃经（正中线旁开 3 指宽）、脾经（正中线旁开 6 指宽）5 条线，由上至下轻推，每条线推 5 遍。初次推腹时，推的过程中如出现疼痛、包块，说明有瘀滞，在疼痛、包块处用食、中指点按，每日坚持疏理，慢慢地便可疏通。

脏腑点穴

关于脏腑点穴，有一本奇书——《脏腑图点穴法》，由河北名医王雅儒口述，其子王振国记录，河北人民出版社于 1962 年出版。这本书介绍了清末民初河北雄县王文医师的按摩术。这种疗法，根据经络穴位和脏腑部位，用点穴方法，从脏腑治疗着手，调理脏腑气分，恢复脏腑功能。在《脏腑图点穴法》一书中，介绍了多种疑难疾病通过脏腑点穴治疗而取得良好的效果。王老先生在胸腹部常用十二式手法，其中，作用于腹部的手法有十一式，对腹部点穴的目的还是要落实在一个"通"字上。

非专业人士自我点腹部穴位时，可以重点探查、点揉水分穴（脐上 1 寸）、阑门穴（脐上 1.5 寸，为王老独创的穴位）、建里穴（脐上 3 寸）、天枢穴（脐旁 2 寸）

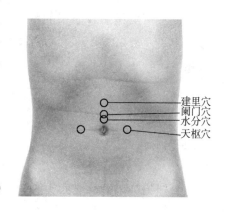

建里穴
阑门穴
水分穴
天枢穴

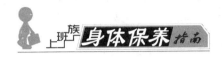
等，初次点揉这些穴位时多数人会有疼痛，在痛点处点揉，坚持几次，以气通不痛为度。不过，在《脏腑图点穴法》中，在点脐上穴位时，要求另一只手的拇指要点住脐上 6 寸的巨阙穴，力度与点揉穴位相当，这样做的目的是防止气逆，避免做完后出现恶心、呕吐的情况。

腹式呼吸

腹式呼吸是一种很好的健身方法，站、立、坐、卧皆可，随时可行，但以躺在床上为好。吸气时，口微闭，舌抵上腭，轻轻扩张腹肌，在感觉舒服的前提下，尽量吸得越深越好，小腹充分鼓起，然后徐徐呼气，再将肌肉放松，反复做几次，丹田即有热感，呼吸过程中如口中津液溢出，可徐徐下咽。《老子》说："专气致柔，能婴儿乎。"幼儿都是腹式呼吸，故腹式呼吸时不必增加意念。现代研究表明，这种呼吸方式能够增加膈肌的活动范围，而膈肌的运动直接影响肺的通气量，吐气时横隔膜将会比平常上升，因而可以进行深度呼吸，吐出较多易停滞在肺底部的二氧化碳。

睡前进行腹式呼吸还有助于入睡，入睡困难的朋友要坚持实践。

肢常伸——养筋骨，调元气

上肢平举拉伸

此法可舒缓肩背肌肉的紧张，促进上肢的经络疏通。取正坐位或站立，双臂平举与肩平，再将平举的双手立起来，坚持 5 秒，放下手臂，重复以上动作，10 次为 1 组，每日做 3 ~ 5 组。办公室人员可以在工作间隙活动颈部肌群，以预防颈椎疾患的发生；对于有颈部疾患的朋友亦可作为康复之用。

直腿抬高运动

直腿抬高是锻炼股四头肌的重要运动，常用于膝关节术后和因为下肢疾病导致股四头肌（即大腿前方肌肉群）萎缩者的恢复。

动作要领：将大腿、小腿都完全伸直，下肢抬高至足跟离开床面约 25 厘米处（30°），在这个姿势上保持 5 秒钟，然后慢慢放下，如此为一个标准动作。每次锻炼至少要做这样的动作 20～50 个，每天最少做 4 组这样的练习动作。

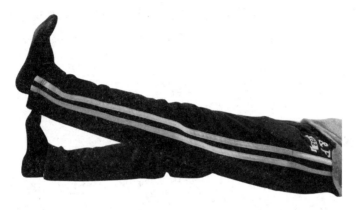

直腿抬高运动

腕、踝关节旋转发动原气

缓慢旋转腕、踝关节，每天向内、向外各 300 下，旋转时速度要慢，越和缓越好。

这个看似简单的小方法能调节十二条经络的原穴。脏腑原气输注、经过和留止于十二经脉四肢部的腧穴，称为"原穴"。十二经的原穴分布在腕、踝关节上或附近。原气源于肾间动气，是人体生命活动的原动力，通过三焦运行于五脏六腑，通达头身四肢，是十二经脉维持正常生理功能的根本。因此，《灵枢·九针十二原》曰："五脏有疾，当取之十二原……五脏有疾也，应出十二原。"

实践中发现，腕、踝部转动 100 下后，即有发热的感觉，这是原气被调动的结果。腕、踝关节旋转之法简单、实用，但坚持又是最难的，只要坚持，身体必会受益。

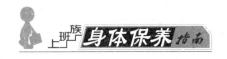

手指抓伸训练

手指抓伸时，前臂微屈 45°，五指张开，手指屈曲并握拳，然后伸直，此为 1 次。五指屈伸的频率为 90～120 次/分，每日坚持，抓伸时间可根据练习的水平逐渐增加。手指抓伸是我在学习推拿时锻炼手指力度的小方法，指尖有上肢六条经络的起止点，通过快速抓伸练习，可以刺激这些穴位，促进局部的气血运行，一举多得。需要提醒的是，开始练习时，不要过劳，适可而止，每日坚持，抓伸的次数自会提高。

肛常提——盆腔内的自我按摩

提肛，古称"撮谷道"，是传统的养生之术。"谷道"即肛门，古人将肛门称之为"五谷残渣之泄道"，而"撮"就是做肛门收缩上提之法。

"撮谷道"随时随地都可以进行，不受时间、地点、环境的限制，或蹲，或站，或坐，或躺皆可。具体方法是：缓缓吸气的同时提肛，连同会阴一起上升（忍大便状），停留 10 秒钟，呼气时轻轻放松，反复操作 5 分钟，以小腹部产生温热感为宜，每日 3 次。

"撮谷道"好似给盆腔做按摩，这种养生方法在使盆腔肌肉得到锻炼的同时，可以防治痔疮、肛裂、脱肛、便秘等。此外，坚持"撮谷道"对于男性的前列腺炎、前列腺肥大、阳痿、早泄，女性的盆腔炎、月经不调、白带异常、性冷淡等生殖系统疾患也有很好的防治作用。

乾隆养生"十常法"的特点是方法都很简单，只要按照动作要领多练习几次，人人都可掌握。不过，从字面上看，每个方法都有一个"常"字，这告诉人们，坚持不懈是最重要的，而我们在忙碌的生活、工作中，常常忽略身体的存在，或以"太忙"为借口而忘记操作。我的一些朋友的经验值得学习，他们将"十常法"的名称、动作要领复印下来，贴在办公桌上、放在家中客厅，随时提醒自己操作，慢慢地就会形成习惯。

第三章

保持一颗平常心

扫码听书

　　人们在世间所拥有的一切，都是以健康为基础的，一旦疾病缠身，生命则失去质量甚至尊严，如果过早地离开这个世界，曾经的一切拥有将如梦幻泡影。老子讲"长生久视"，他希望人们更长久、有质量地生活于世。

　　疾病因何而来？现代医学将其归咎于细菌、病毒，可是，细菌、病毒何故在此安家落户？同样的自然环境下，有人生病、有人安好。我们在考虑细菌、病毒这些直观的"敌人"的同时，却忘记考虑人体自己。其实，真正的原因是我们自身的环境变化，给细菌、病毒等致病因素提供了生存、繁殖、作乱的土壤，从而产生疾病。

　　因此，中医学认为致病的因素有三：外因（风、寒、暑、湿、燥、火）；内因（喜、怒、忧、思、悲、恐、惊）；不内外因（饮食不节的脾胃受损等）。这些因素使人体环境发生变化。养生不仅要养形，也要养心，改善自身的环境问题，才是健康的王道，故《素问·上古天真论》曰："形与神俱，度百岁乃去。"

情绪致病由心而起，祸及五脏。按照五行来划分：怒伤肝、喜伤心、思伤脾、悲伤肺、恐伤肾。通过五行的生克关系，又对相邻、相隔的脏腑产生影响。比如木克土，过分生气会损害到脾胃。

人们一直认为胃溃疡的病因在胃，幽门螺旋杆菌是罪魁祸首，治疗胃溃疡就要把它们干掉。可是，加拿大医学家塞里埃并不是这样认为的。塞里埃把实验用的老鼠关在阴暗寒冷的地方，并不停地用小棍去杵它们，不让老鼠休息，让它们烦躁不安。随着实验的继续，老鼠的消化器官开始出现溃疡。进一步研究发现，老鼠一直处在不安和烦躁的状态时，其胃部的血管开始变窄，血液循环变差，胃最上层的黏膜部分开始出现溃烂，随着溃烂的程度加剧，最后导致胃溃疡。这个实验证明，胃溃疡产生于精神压力。塞里埃博士据此于 1936 年提出"应激反应学说"。

实践中，有些胃溃疡患者明明症状已得到控制，可是一旦发怒、生气，病情又会复发。所以，治疗胃溃疡单从胃入手属于治标的范畴，要想根本解决，必须疏肝理气，患者保持情绪的舒缓平和。

《素问·灵兰秘典论》中说："心者，君主之官也，神明出焉……主明则下安，以此养生则寿，殁世不殆……主不明则十二官危，使道闭塞而不通，形乃大伤，以此养生则殃。"人世间许多烦恼都源于内心的复杂。复杂的内心源于外在事物的影响，外在事物影响内心又源于我们无法从容面对。尤其在这个知识爆炸、信息飞速传播、压力巨大的时代，人们能对外界的人、事有合理的认识而不伤害内心，保持内心的平静确实很难。还好，在传统文化中我们可以找到很多修养心身的方法。

比如儒家认为，作为一个社会人，首先要有一颗仁人之心，对任何人都能够包容、慈爱、忍耐，他的内心方能平静、不起涟漪，以长久保持内心的喜悦与快乐。孟子说："仁者无敌。"这句话并不是说仁者的武功有多么高强、厉害，打遍天下无敌手，当你面对一位包容、慈爱的仁者时，谁会把这样的人当成敌人呢？

凡事知易行难，都说人生要自得其乐、知足常乐、助人为乐，可是若想真正拥有发自内心的喜悦，在现实生活中着实不易做到。根据多年的临床实践并结合尚不丰富的人生体验，我觉得去除攀比之心、莫起怨人之心、放下执著之心、培养谦虚之心、常怀感恩之心、时时反省自心，也许可以让我们获得心灵的愉悦。下面把这些肤浅的认识与大家交流、分享。

去除攀比之心

扫码听书

"攀",指用握住或抓住某物的方法爬或登,"比"有比较、比赛的意思。现代意义的"攀比"指不顾自己的具体情况和条件,盲目与人、事、物相比。当年马季先生有一段相声《红眼病》,就是描述一个人看不得别人比自己好,如果别人超越自己就气急败坏而犯病,这是"比",是因嫉妒而伤心生病;如果别人比自己强,把他作为目标追赶,却遥不可及,这是"攀",最后自己的日子也过不安稳。痛苦来源于比较,幸福同样来自比较,关键是我们对待人、事、物是从悲观的还是乐观的角度去看。

人比人,气死人

《素问·上古天真论》中说:"高下不相慕。"这句话是说人跟人没有可比性,每个人都有他的优势,一个人在某方面有突出的优点,在其他方面可能会有他的缺点,一个人或者事物不可能绝对完美,所以我们既不应该狂妄自大,也不要妄自菲薄。

随着人类的发展,我们越来越重视"器物文明",现实中常用来比较的票子、房子、车子、孩子受教育程度……都属于器物层面,如果我们能做到不羡慕、不嫉妒、不攀比,不把物质上的比较作为幸福的唯一标准,平平淡淡之中求得心灵的宁静,自然不会产生自卑感,这样人就会活得舒坦。不比较,心中没有分别,自然无烦恼。

每个人都有自己的本性、特长,庄子认为,万物只有各顺其性,才能获得逍遥。他在《逍遥游》中以大鹏和蝉为例,大鹏要高飞九万里才能向南方飞，蝉只需飞一棵树那么高就要停止。如果让大鹏飞得像蝉那么高，大鹏一定会憋死；让蝉飞得像大鹏那样高，蝉也会被累死。大鹏因其身大，只有在九万里高的天上才自在；蝉身体小，在树木之间穿梭才舒坦。联想到很多家长，担心孩子输在起跑线上，在他们本该天真无邪、自由玩耍的时候，学外语、学舞蹈、学琴棋书画……于是，我们看到了疲惫不堪的家长，看到了一个个脱离天真却成熟的、会表演的小大人，其实大家心里都不舒服！

擦亮双眼，不被世俗所蒙蔽

看场电影，本来是想看个故事，结果视觉、听觉得到了满足，却忽视了故事本身。人生如戏，我等凡夫俗子常常不知不觉中纠缠于世俗的比较，由此而产生烦恼，更丢失了自己的本来面目。

古希腊哲学家赫拉克利特有句名言："人不能两次踏入同一条河流。"他解释说："你不能两次走进同一条河流中去，因为当你第二次走进这条河流时，它已经不是你第一次走进时的那条河流，原来的那条河流早就变化了。"他以此来说明，世界上没有静止和不动的东西，一切都在不断地变化着。世间一切事物都是变化、发展的，这是不以人们意志为转移的客观规律。懂得了这个道理，才能及时关注人、事、物、自然的变化，适应这些变化，不断总结、调整，才能把事情做好。

《金刚经》说："凡所有相，皆为虚妄。"宗萨蒋扬钦哲仁波切曾经在北大演讲时说："在四世纪的印度有一位很伟大的思想家，他认为，在个人的生活里面拥有四种策略或者四种计划，我们就会有一个非常富裕、快乐和满足的生命。第一，我们都要觉得好玩，我们不应该去否定好玩的事情，这一点大家都同意。第二，他说为了好玩，我们都应该有钱，大家更有认同感。第三，为了好玩和有钱，我们必须要有纪律，必须要跟随一种秩序或者系统，这一点很好理解，但情感上难以做到。理想中，我们都希望有好玩的东西，有很多钱，但是不想遵守任何纪律，即使现实是不允许这样的。上面三点很容易理解，在这四个策略里最重要的是第四点。我们希望好玩，需要好多钱来让生命好玩，也需要纪律。可是，第四点说的是，我们必须知道，上面三点会有效到一个程度，但是不会有效到大家希望的程度。因为好玩基本是一种幻象，同样，金钱和纪律也是一种幻象。当然，这一点在情绪上非常难以接受，可是事实上我们能够深入观察我们自己的话，就承认了这些都是幻象。"

我们不要被幻象所迷惑，万物既然都在变化中，我们还有什么可攀比的呢？暂时的攀比只会增加无谓的烦恼，贫穷可以通过辛勤的劳动而改变，富贵也可能因胡作非为而衰败；粗茶淡饭保平安，膏粱厚味却伤身，中医同样认为凡事不要过度，在过度攀比中，我们渐渐迷失了自己。只有我们懂得了事物是动态的，心中释然的时候，外界的一切才能变得灿烂。

发现你的优势——尽人事，知天命

不被幻象所迷惑，不代表在人生中我们什么都不做，为自己的碌碌无为找到合适的借口。人生一世，我们要承担生而为人的责任，对于我们自己要知道生是为了什么，要不负此生。在中国人看来，人之所以与天、地并立为"三才"，就是因为人能在天地中建立自己。用北宋张载的话说，生而为人的责任是："为天地立心，为生民立命，为往圣继绝学，为万世开太平。"

"无虑在怀为极乐，有长可取不虚生"。前几年流行的一本书叫做《现在发现你的优势》，书中强调：成功一定要扬长避短，发挥优势。不幸的是，我们大部分人对自身的才干和优势不甚了解，更不具备根据优势安排自己生活的能力。相反，在我们的父母、老师、上级等的心理引导下，人们成为自身弱点的专家，为修补这些欠缺而一生追求，却对我们的优势不闻不问，任其荒废。

每一个人都有他天生应该做的事，这就是天赋。比如刘翔，小时候原本练习跳高，因为孙海平教练的慧眼识珠，看出刘翔具有很好的节奏感、弹跳力，而让刘翔改练110米栏，结果改变了刘翔的一生，也改写了中国田径的历史。所以，作为父母、老师、上级，在育人的时候要用心浇灌，千万别毁人不倦，遗恨终生。

现实生活中，我们常常看到家长将孩子送去学一项技能，可惜的是，孩子在这方面没天赋、不喜欢，可是老师为了学费，不管孩子是否有兴趣、有天赋、有未来，挥霍孩子的童年时光，技能没学精，还使孩子对学习产生了厌倦、逆反的心理。

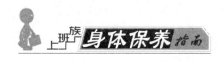

作为成年人，如何发现自己的优势？如何在社会上找到适合自己的位置？如何实现自我的价值？我觉得应该遵循儒家倡导的"尽人事，知天命"。

儒家所说的"命"是什么呢？就是指个人所不能掌握、不能控制的因素。我们不能控制自己什么时候出生，不能决定自己出生在什么地点，可是，不同的时间、地点却决定了人的不同命运。城市人和乡下人；欧洲人和非洲人；抗日战争时期和改革开放时期的人，他们的命运差别很大。时间、地点我们决定不了，父母亲我们也决定不了。你想生在王公贵族之家，可偏偏出生在贫困之家；你想生在书香门第之家，偏偏出生在屠夫之家……这些都是我们决定不了的。人所不能决定的因素，反过来要决定和影响我们每个人，这就是孔子所说的"命"。

《论语·尧曰》中说："不知命无以为君子也。"知命不是认命，知命是尽人事、知天命。所谓尽人事，就是尽到人所能够尽到的努力。当然，这个"人事"一定是向善的、正义的、利他的，最后结果交给天来决定。比如，爱上一位异性，可是你从来不向他（她）表白，他（她）不知道你很喜欢他（她），最后可能和别人组成了家庭，这就是没有尽人事。如果你爱上了他（她），使尽了各种办法去追求他（她），最后他（她）还是与别人结合了，那么这就是天命。天命是人所不能控制的力量，我们就要听从它、顺从它。所以，不尽人事就无法知天命，要尽人事才能知天命。人做到了尽人事，就能无悔，做到了知天命，就能无怨。一个人做到了无怨无悔，心情自然就平和了。

莫起怨人之心

扫码听书

人与人之间的矛盾、误解往往从抱怨开始，抱怨不仅伤感情，还损害健康。中医讲内因（情绪）致病，这些不良情绪从哪里来？最初都在这个"怨"上。

危害健康的情绪——怒、恨、怨、恼、烦

怒、恨、怨、恼、烦这样的负面情绪，是导致你身体出现严重疾病的一个深层次原因。想获得健康吗？必须去除这些负面情绪。

怒伤肝。肝属木，《尚书·洪范》中说："木曰曲直。"肝的性状是能屈能伸，柔弱与坚强并行。当人生气的时候，浑身发抖，怒气是向上的、冲动的，经常发怒自然迫使肝处于直的状态，不懂得"曲"的人，最易伤肝。从"怒"字的写法看，上面是"奴"，下面是"心"，"奴"是一个人跪着的样子，"怒"指我们的心像奴隶一样卷曲压抑，情绪压抑在心里，不发泄。有的人气得浑身发抖，却用意志把它控制下去，久而久之，肝坏了。

很多女性朋友有乳腺增生（在第五章会讲到），乳腺增生开始时可能只是心中憋了一口"恶气"，没有发泄出去，久而久之郁结成块。很多朋友在探查、疏通心包经的时候立即打嗝、排气，这就是身体在排解那些"恶气"。

怒这个情绪可以直观地体现出来，容易察觉，但恨、怨、恼、烦，好像是一个常态化的情绪，人皆有之，常不被人们所留意。从造字上看，怒、恨、怨、恼，都以心作偏旁，烦的偏旁是火，火属心。所以，这五种情绪皆由心生。

按照民国时期王凤仪先生的说法，"怒、恨、怨、恼、烦"是五毒，对应

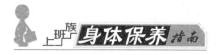

五脏是：怒伤肝，恨伤心，怨伤脾胃，恼伤肺，烦伤肾。在临床实践中，确实发现常常抱怨的人容易产生腹胀、心下满闷等脾胃不和的症状。生活中，谁能真正克服怒、恨、怨、恼、烦这五种不良情绪，谁就可以让身体各器官保持它们的正常状态，不给疾病可乘之机。

不怨人——获得良好情绪的桥梁

人的一生，不如意者，十之八九。除非是圣人，谁没有七情六欲，谁没有点脾气，完全克服怒、恨、怨、恼、烦，难上加难。可是，王凤仪老先生却给出了保持良好情绪的药方，那就是"不怨人"。

怨这种情绪属土，是中心，《素问·太阴阳明论》曰："脾不主时……各十八日寄治。"土不主春、夏、秋、冬，但四季更替的前十八天归土管，脾胃不和就会影响其他脏腑。很多病，发生在心上，发生在肝上，发生在肾上，开始的时候，可能都是因为脾土的问题所带来的，而脾胃受损是因怨而起的。如果我们把怨去除掉，其他的四种情绪就没有发作的基础了。

怨其实表达的是一种不满意的情绪，很多人，包括我自己过去也是这样，差不多事事都在抱怨着。因为与人打交道，完全如自己意的人、事、物都是非常少的。而由不满意的这种埋怨情绪，再向周围延伸，因怨生恨、因怨生怒、因怨生恼、因怨生烦。

在微博上看到这样一个故事：甲、乙结伴远行。一天，甲被乙打了一巴掌，甲把这件事写在了沙滩上。几天后甲落水，被乙救了上来，甲把这件事刻在了石头上。乙不明白，问甲为什么这样做。甲说，最好不生起怨恨，即使生起了，也要像写在沙滩上的字，让它尽快消失；何时都不能忘记他人的恩德，就像刻在石头上的字，让它经久不褪、历历在目。

反观我们的日常生活：有的人张嘴就是抱怨，推卸责任，好事全是自己做的，坏事都因别人而起。做妻子的埋怨丈夫不够体贴，做丈夫的埋怨妻子不够温柔；做老板的埋怨员工懒惰，工资太高；做员工的埋怨老板苛刻，待遇不好；客户埋怨商品，商家没有诚信；商家埋怨消费者刁蛮，无理取闹；遇上红灯埋怨自己运气不好……也许这些事情本身是客观存在的，但因为这些事情而产生的那种怨的情绪，却会实实在在地伤害你自己。

据说有一位乡绅，向王凤仪问道，王善人只说了三个字："不怨人。"乡绅觉得这个太简单了，一个大字不识的农民只说这三个字，怎么是道呢？结果他回去后，反复思索，大彻大悟，做了一个偈语："善人教我不怨人，此是成佛大道根。从今以后天天问，你还怨人不怨人？"

我们应该时时检讨自己是否有怒、恨、怨、恼、烦的情绪，扪心自问最容易犯哪一个情绪？我在第一次读《王凤仪讲人生》时，读到怒、恨、怨、恼、烦的时候，我的心境豁然开朗，反复诵读"怒、恨、怨、恼、烦"这五个字，自己突然哑然而笑。这个抱怨，还很具有伪装性，因为有时的确是别人做得不对。凤仪先生还给出一个妙法："找他人好处，认自己不是。"我们需要慢慢转变思维习惯，将"不怨人"融入血液中，何愁身体不健康呢？

宽恕别人——方能心平气和

如何"不怨人"？如何远离怒、恨、怨、恼、烦？那就是一个"恕"字。什么叫恕？上"如"，下"心"，这就是要"如心"。《论语·里仁》中说："夫子之道，忠恕而已矣。"我们不说忠，只讲恕。宋代大儒朱熹说："推己之谓恕。"推己及人、将心比心就叫恕，你不愿意做的事，不要让别人做。正如孔子所说："其恕乎！己所不欲，勿施于人。"事事都站在他人的立场上去考虑问题，如果事事都从自己的立场和角度来考虑，因为掺杂了私心，就会这也看不惯，那也不顺眼，只会抱怨。而有了宽恕的态度，就什么都能够包容，具有博大的胸怀，"老吾老以及人之老，幼吾幼以及人之幼"，自然不会产生坏情绪。

《金刚经》也说："不取于相，如如不动。""不取于相"是指不执著世间的任何一种事物；"如如不动"是指心的平静状态，面对一切事物，心理上完全以随缘与平静来应对。做到如如不动，心平气和，如心也就不怨了。

孔子在《论语·卫灵公》中还说："躬自厚而薄责于人，则远怨矣。"躬是对自己要求严格，对他人则宽容体谅，不要严厉责备别人。然而，现实生活中，多数时候我们看到的是人与人之间甚至夫妻之间、兄弟之间、朋友之间几乎没有真正做到"躬自厚而薄责于人"。道德标准都是拿来要求别人的，不是要求自己的。为人处事如果真正做到严于律己、宽以待人，也就没有怨恨了。

扫码听书

放下执著之心

人们常说的一句口头禅是：纠结。纠结来自何方，来自我们心中，源自我们对人、事、物的执着。看易经的卦象，"离中虚"，"离火"代表心，古人通过离卦告诉我们心本应该是空的，用来盛满愉悦、欢喜，而如今我们的心却被繁杂琐事所包围，尤其在网络传播无处不在的今天，我们的大脑拥塞进各种信息，因此，我们比人类任何一个时期都更容易焦虑。人们为了表达自己的淡定，常常在口头上说："遇事放下"，"我已经放下了"，"这事根本没入我心"……事实却是，念头才下眉头又上心头，一句话、一个人、一件事，就可能使我们背负一生。也许当真正放下人、事、物对我们的诱惑之际，才是内心摆脱执著之时。

活在当下——最洒脱

佛家讲轮回，轮回看不见、摸不到，所以你不知道前世、后世是什么样子，于是得道之人告诉我们："欲知前世因，今生受者是，欲知后世果，今生作者是。"佛家倡导活好当下，《黄帝内经》中类似的意思叫"志闲而少欲"。"志"有两个意思，一个是指对过去的记忆，写日志，就是记载过去发生的事情；"志"的另外一个含义是对将来的期盼。"志"在过去的另一种写法是上面一个"之"，下面是"心"，将来要干什么，心往哪儿走，我们经常说要有远大的志向。不论是过去还是将来，这个"志"不是指当下，所以"志闲"的意思就是：不要老纠缠在过去的那些事情，特别是令人过度悲伤或者高兴的事情；也不要好高骛远，妄想一步登天。

《黄帝内经》告诫大家，要想身心健康，活得愉快一些，把过去的和将来的事情都放一放，认真面对现在，活好当下，毕竟"不积跬步无以至千里"。什么人会老纠缠过去的事呢？早期老年痴呆者，记忆力减退，刚发生的事记不住，买的菜一转身就不知放在哪里了，而对过去的、曾有深刻印象的事件，如曾经经历过的战争、参加过的某种政治活动、失去的亲人等则记忆较好，许多细节都能清楚复述出来，这就是所谓的远期记忆较好。当然，随着病情的加重，患者的记忆会逐渐消失。因此，作为子女，如果父母常常回忆过去的人或事，有可能是老年痴呆的先兆，还是及时就医为好。

在网上看到这样一个故事，一个小和尚拜请已经得道的老和尚："您得道之前做什么？"老和尚答："我得道之前做三件事——砍柴、挑水、做饭。"小和尚又问："那您得道之后做什么呢？"老和尚答："我得道之后做三件事——砍柴、挑水、做饭。"小和尚再问："同样做三件事，得道前和得道后有什么区别吗？"老和尚笑着回答："当然有区别了。我得道之前砍柴时想着没有挑水，挑水时想着没有做饭，做饭时想着明天还有这三件事；得道之后砍柴即是砍柴，挑水即是挑水，做饭即是做饭。"小和尚摸摸脑袋，顿时开悟了。

小和尚悟到的就是"活在当下"，也许在我们杂念丛生的时候，回味一下这个故事，有利于摆脱那种纠结的心态。

凡事放下——不劳心

凡事放下，这也是我所追求的目标，但真正做到何其难？分享三个影响我的故事，也许对您保持心理健康有益处。

上大学时听过这样一个故事：老和尚携小和尚游方，途遇一条河，见一女子正想过河，却又不敢过。老和尚便主动背该女子趟过了河，然后放下女子，与小和尚继续赶路。小和尚不禁一路嘀咕：师父怎么了？竟敢背一女子过河？一路走，一路想，最后终于忍不住了，说："师父，你犯戒了，怎么背了女人？"老和尚叹道："我早已放下，你却还放不下！"

我们的内心不仅羁绊于人，有时也为物所累。我的好友郭光硕先生是一款德国旅行箱在大陆地区的总代理，他和我说，有一次和全球总裁一起去开会，他一路小心翼翼地拎着自己的旅行箱，而总裁先生却漫不经心地拉着箱子自顾疾行，丝毫不去注意路上的颠簸障碍。箱子剐得伤痕累累，他忍不住问为什么不珍惜自己生产的旅行箱？德国总裁的解释就是：一个好的产品不应该成为人的负担，顾客爱怎么折腾就怎么折腾，这件事使郭先生感悟到，人怎能被物所累，物尽其用就好了，千万别放在心上。

快乐与物质多少没有关系，老子曰："少则得，多则惑。"南怀瑾先生的书里说过这样的事：一个财主精于算计，每天记账、打算盘到深夜，睡又睡不着，年纪又大，很痛苦。挨着他的高墙外面，却住了一户很穷的人家，夫妻俩做豆腐维生，每天凌晨起来磨豆子、煮豆浆、做豆腐，一对活宝穷开心，有说有笑，快快活活。可是，这位财主却睡不着，还在算账，搅得头晕眼花。

财主老婆说："老爷！我们太没意思！还不如隔壁卖豆腐的两口子，他们尽管穷，却活得很快乐。"财主听了太太这样讲，便说："那有什么难，我明天就叫他们笑不出来。"于是他就开了抽屉拿了一锭十两重的金元宝，从墙上丢了过去。那夫妻二人正在做豆腐，又唱歌，又说笑，听到门前"扑通"一声，掌灯来看，发现地上平白地放着一个金元宝，认为是天赐横财，悄悄地捡了回来，既不敢欢笑，更不想歌唱了，心情为之大变。心里想，这是上天赐给我们的，不能泄露出去给人家知道，可是又没有好地方藏，放在枕头底下不好睡觉，放在米缸里也不放心，直到天亮豆腐也没有磨好，金元宝也没有藏好。

第二天，夫妻俩商量，这下发财了，不想再卖豆腐了，打算到哪里买一幢房子，可是一下子发的财，又容易被人家误以为是偷来的，如此商量了三天三夜，这也不好，那也不对，还是想不出最好的方法，夜里睡觉也不安稳，当然，再也听不到他们两口子的欢笑和歌声了！到了第三天，这位财主告诉他的太太说："你看！他们不说笑、不唱歌了吧！办法就是这么简单。"

这里我想提醒朋友们，在追逐名利的路上，当你奋斗到某一天，物质得到极大满足的时候，你准备好怎么做了吗？

孔子的药方——思无邪

《诗》三百，一言以蔽之，曰'思无邪'"。《诗》就是《诗经》。孔子删定上古传下来的3000多首诗，编成305篇，即中国第一部诗歌总集《诗经》。

孔子认为，用一句话来概括《诗经》，就是"思无邪"。"邪"字在古文里边读作 xiá，"邪"就是杂念，诗歌里边没有杂念，没有邪念。怎么看一个人的心理是否健康，就看他能否做到"不以物喜，不以己悲"。

范仲淹在《岳阳楼记》中写道："若夫淫雨霏霏，连月不开……则忧谗畏讥，满目萧然，感极而悲者矣……至若春和景明，波澜不惊……则有心旷神怡，宠辱皆忘，把酒临风，其喜洋洋者矣。"范仲淹不愧为一代圣人，他告诉我们不要轻易被景致所迷惑，秋天惆怅，春天癫狂；遇到开心的事则手舞足蹈，遇到难事又垂头丧气，这都是不健康的表现。

我想，作为一个普通的人，暂时到不了圣人的境界，难免为事物所累，触景而生情。如要保养身体，我们做不到"不以物喜，不以己悲"，莫不如远离是非，眼不见、耳不听也可以心不烦。譬如看体育比赛，你抱着希望看现场直播，结果往往以失败告终，作为球迷憋气又窝火。如果能随时放下，你就看；为了避免生气，最好的办法就是不看，利用看球的时间做些其他有意义的事。

比如，用心诵读五遍《陋室铭》，马上就能豁然开朗。"山不在高，有仙则名；水不在深，有龙则灵。斯是陋室，惟吾德馨。苔痕上阶绿，草色入帘青。谈笑有鸿儒，往来无白丁。可以调素琴，阅金经。无丝竹之乱耳，无案牍之劳形。南阳诸葛庐，西蜀子云亭。孔子云：'何陋之有'？"认真诵读，会有和中学读书时的死记硬背不一样的感觉。

培养谦虚之心

扫码听书

"满招损，谦受益"。谦虚是中华民族的传统美德。如果我们有一颗谦虚之心，对外可树立良好的形象，使他人内心愉悦，对内可以包容他人的过失，不起嗔恨之念。

《易经》中谦卦是最好的卦

《周易》里面 64 个卦，每个卦有卦辞来解释，比如乾卦，它的卦辞是："元、亨、利、贞。"每一个卦有六个爻（六个横线，断开的代表阴，连接的代表阳），对应每一个爻，有爻辞来解释，比如坤卦，最下面一爻的爻辞是："初六，履霜，坚冰至。"意思是说：犹如行走在霜降的地面上，便可知道凝结成坚冰的时节快要来临了，天气由凉转寒需要一个过程，有一个节律，坤卦的这个爻辞就告诉我们顺应自然的道理。

人生就是在不知不觉中经历着这 64 卦、384 爻，也许顺境时我们不觉得，逆境的时候我们又不觉悟，所以孔子说："百姓日用而不知。"那么 64 卦、384 爻中，只有谦卦的卦辞和爻辞最好："亨、吉、贞吉、有终吉、无不利。"谦卦是上坤下艮，表达的是山在地的下面这个场景，人总是喜欢奉上欺下，攀高附贵，真正谦虚的人，内心有山一般坚强的胸怀与责任，满腹经纶、积极向上，外在却时刻表现出大地的谦恭、包容他人，这是一种伟大的境界，这样为人一定会无往不利。

《易经》中谦卦的卦辞是："亨，君子有终。"我们再看一下它的爻辞："初六，谦谦君子，用涉大川，吉；六二，鸣谦，贞吉；九三，劳谦，君子有终，吉；六四，无不利，扬谦；六五，不富，以其邻，利用侵伐，无不利；上六，鸣谦，利用行师，征邑国。"从谦卦的爻辞中，我们应该明白"命"不是算出来的，而是行出来的，在平时的举止言谈、待人接物上，处处谦虚和蔼，自会贞吉。假使算命卜到乾卦的九五爻（飞龙在天，利见大人）又能怎样，如果飞扬跋扈，只能是自取灭亡。

内心真诚，彬彬有礼

自信的人，不是话多的人，不是声音大的人，而是谦虚的人，是不怕被人否定的人，很多看似自信的人其实正好相反。我们说，人要有谦虚之心，不是只在外表体现，而是表里如一，彬彬有礼。

《论语·雍也》中说："子曰：质胜文则野，文胜质则史。文质彬彬，然后君子。"这是儒家讲内容与形式的关系。"质"指内容，"文"是形式，"野"是粗野，"史"指浮华。如果内容胜于形式，表面看起来就比较粗野；而形式大于内容，华而不实且没有生命力。"文质彬彬"，内容与形式的完美统一，就叫彬彬，有均衡的意思。内容与形式都达到均衡了，表里如一才是真正的君子。比如说一个人，学问很好，可是穿着邋遢，这就是"质胜文则野"，这个人看起来很粗野，不修边幅。此人即使有学问，但他的形式让人不能理解，不好接受。可是，有的人善于言辞而不诚恳，有虚伪浮夸的感觉，这是"文胜质则史"。所以，做任何事情，内容与形式完美统一，才是真正的君子。

历史上，蔡京、秦桧、严嵩，它们也是满腹经纶，也是大学者、大书法家，但他们最后都成了奸臣，说明他们的满腹经纶都是装样子，内心并不能真正做到虚怀若谷，最终却是遗臭万年。所以，谦虚者要真正发自内心而做到表里统一，如郑板桥所说，像竹子一样"未出土时先有节，已到凌云仍虚心"。

有的人只重视形式，为了体现自己很谦虚，唯唯诺诺，表现的又是一副卑微的嘴脸。只要内心不坦诚，久而久之只会使人厌烦。我们口渴至极，需要喝水，用什么杯子装水并不重要，只要喝到水，谁在意是瓷杯、泥杯、玻璃杯，这个水杯好比形式，有的人过分在意这个形式，而忽略了水本身。杯子重要吗？很重要，没有它喝不到水，但喝完也就罢了，千万别重视过头。

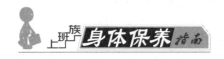

台湾大学傅佩荣教授在告诫人们如何行事、从善时提出三点：内心感受要真诚、对方期许要沟通、社会规范要遵守，我觉得我们应该认真实践，做到上述三条，一定会成为大家欢迎的人。

向天地学习无私的品格

《易经》曰："天地之大德曰生。"天地最伟大的德行就是生养万物，天地生养万物，又不自私地占有万物，而是让万物各顺其性地生长，这是天地的无私精神。《礼记》讲："天无私覆，地无私载，日月无私照。"天地的覆载，日月光芒照耀，不会因为关系的远近好坏而有私心。人有了利他的品格，就不会因为个人的得失而悲喜烦恼。

如何做到利他，"布施"即可，布施是佛教里讲得最多的一项修行，意思是给予、施舍、喜舍。《淮南子·主术训》曰："为惠者，尚布施也。"佛家的布施分为三大部分：财布施、法布施、无畏布施。财布施：分内财、外财。比如，布施你的体力，帮别人劳动就是内财布施；布施掉你的钱财去帮助别人，这就是外财布施。法布施：讲经、印经并结缘给他人、记录讲经说法的碟片结缘给他人、劝人学佛等均是法布施。无畏布施：让众生不再感到畏惧。最简单的，吃素就是无畏布施（因为你不吃动物了，它们就不会因为我们的口腹之欲而死亡），放生也是无畏布施。

日常生活中不需要钱的布施还有很多种。和颜施：对于别人，给予和颜悦色的布施。言施：向人说好话的布施，存好心、做好事、做好人、说好话，并勉励人应切实力行。心施：为对方设想的心、体贴众生之心的布施。眼施：用和气的眼神看人。身施：身体力行，帮助别人，如帮人拿行李。座施：让座给人的布施。察施：不用问对方，就知道对方的心理。

著名诗人白居易做杭州太守时遇见一位奇怪的和尚，这位法师在树上搭个小篷，像鸟窝一样，生活简单。白居易向他请教问道，鸟巢和尚只说："诸恶莫做，众善奉行。"白居易听后笑了，这个话三岁小孩都会说，鸟巢和尚回答："三岁小孩虽然能说，八十岁老翁却做不到。"白居易听后，想想真有道理，遂拜鸟巢和尚为师。上述不花钱的布施就是真心向善的无私体现。

老子在《道德经》里说："天长地久，天地所以能长且久者，以其不自生故能长生……非以其无私耶，故能成其私。"老子告诉我们要向天地学习，学习天地不为自己，处处利他，所以能长生。不过，老子的可爱之处是，貌似说"反话"，可是常常说大实话，他接着又一语道破天机："非以其无私耶，故能成其私。"所以，我们平时不要总想着结果，真心向善的时候，好事自然会来。

包容别人就是宽容自己

成语说虚怀若谷，拥有谦虚之心，也就懂得了包容。有一句著名的对联："水惟善下方成海，山不矜高自及天。"做人如水，包容万物，本身却非常纯净；做事如山，要踏踏实实地做事，像山一样稳重，给人以信任！《老子·第八章》曰："上善若水，水善利万物而不争，处众人之所恶，故几于道。居善地，心善渊，与善仁，言善信，正善治，事善能，动善时。夫唯不争，故无尤。"老子建议我们要向水学习，做人如果能时时刻刻效法水的"居善地，心善渊，与善仁，言善信，正善治，事善能，动善时"，按照老子的说法，这个人可以算是完人了。

"上善若水"：一个人如要效法自然之道的无私善行，便要做到如水一样，具有滋养万物生命的德行。它滋养万物，却不与万物争利，永远是利他、无私，因此说"水善利万物而不争"，"处众人之所恶"。水永远不占据高位，"人往高处走，水往低处流"，水自居在下而包容一切，故老子说："故几于道。"

"居善地"：何处是善地？安静无事之地，水去上就下，它告诉我们自谦居下，自处而甘居下地为善。

"心善渊"：心境像大海一样，有容纳百川的深度与广度。俗话说："宰相肚里能撑船。"弥勒佛是"大肚能容天下难容之事"。当下，人们心中充满各种诱惑与追求，心中哪还有空间来盛下清净呢？

"与善仁"：水善养万物，对待万物都是平等的，植物皆沾滋润之恩，动物咸获饮食之惠。仁字还包含了一切人伦关系，人世间这些关系本来就应该是平等的。

"言善信"：信就是准时，潮水有潮信，花有花信，从小寒至谷雨，

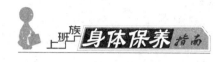

一百二十日，每五天中，有一个花信，也就是每五天有一种花绽蕾开放，到了谷雨前后，就百花盛开，花事已了。做人也要这样，言而有信。

"正善治"：《说文解字》云："治者，水也。"以大禹治水为例，大禹吸取了鲧治水以堵塞为主的失败教训，历经十年，三过家门而不入，通过疏通、因势利导，治水成功。"正"通"政"，小到操持家庭，大到管理公司，都应该按照治水的原则，以顺应、疏导为主。

"事善能"：没有海拔的落差，水流动不起来。从水的流动我们可以悟出，做事要顺势而为，从能量守恒定律来看，落差越大，动能越大，现在有水力发电，就是将势能转化为电能。水滴石穿的故事告诉我们，顺势加上坚持，柔弱也能胜坚强。

"动善时"：有人认为道家偏于保守、消极，因为老子说过："无为而无不为。"老子倡导的无为，不是不作为，老子让我们要顺应自然，不人为、不妄为、不乱为。春夏温热，万物繁衍，最需要水，此时水蒸腾为云，再以甘露润泽苍生，促其成长；秋冬渐寒，水则结为坚冰，凝为霜雪，覆盖大地，以利万物之收藏。中国人最讲究风调雨顺，如果水不因时而动，假如冬天无雪，第二年就不可能风调雨顺，还可能戾气横行，危及健康。能够顺应自然、天地、事物的规律因时而动的人，才是真智慧，获得健康也就是顺势而为的事。

如果真有这样一个人能全部效法水的德行，也许就是一个完人。反思我们自己，能坚守其中一项美德，也已经很了不起了。人可能一辈子也达不到水的境界，不过这没关系，我们只要懂得包容，包容别人的同时就是在升华自己的境界，只有做到心静如水，才能真正地包容一切，当我们看到的都是别人的优点时，心中怎能不充满欢喜呢？

扫码听书

常怀感恩之心

我们应该感恩宇宙天地给我们的一切；感恩父母把我们带到这人世间；感恩身边亲友给我们的关爱……人要有感恩之心，因为知恩才会去报恩。

饮水思源，人之常情

水是有源的，树是有根的。有首歌唱得好："感谢天、感谢地、感谢命运让我们相遇……感谢风、感谢雨、感谢阳光照耀着大地。"

感恩是一种乐观的心态。我们感谢困难，感谢挫折，是乐观；感谢对手，是乐观；感谢逆境，是乐观；对于我们不喜欢的人和事，能想到它的正面，想到它对我们的好处，从而去感谢它，还是乐观。所以，感恩是一种乐观的心态。

感恩是一种品质。有人帮助了我们，认真地说声"谢谢"，也许会让对方心里温暖。受人滴水之恩，当以涌泉相报，怀着这样的理念，我们会拥有更多的尊重。所以，感恩是一种品质。

感恩是爱的传递。爱有许多种，它们有不同的意义，有父母对子女的爱，那是无私的；朋友之间的爱，那是纯洁的；我们对穷苦人的爱，那是真诚的……所以，感恩是爱的传递。

我给孩子读《世界书局国语读本》时，自己却被一段文字所感动："车夫苦，老车夫推一把，走一步，要出多少汗，要走多少路，坐车人，该想车夫苦；船夫苦，老船夫撑一篙，摇一橹，要出多少汗，要行多少路，坐船人，该想船夫苦。"生活中，其实大家都不容易，官员有官员的苦，百姓有百姓的

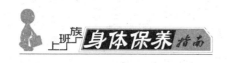

难；医生有医生的不容易，患者有患者的痛苦……如果我们能够换位思考，多一些理解、感恩，这世界就会变成美好的人间。

拜佛也是一种感恩，佛教的观点是：这世界上的每个人都有佛性，只不过你自己没有觉悟，没有明白"放下"和"慈悲"的道理。明白以后你不用拜，规范自己的行为，求自己就行了。很多人到佛像前面去拜，祈求的多是："我捐了香火钱，请佛祖让我今年赚更多的钱。"或者燃香供佛："佛啊，我病了，赶快让我好起来吧。"正如南怀瑾先生开玩笑地说道："拜佛不是做生意，还讨价还价。"所以，这是不对的，真正拯救你的人一定是你自己。我们燃香供佛，是为了感谢佛祖让我们明白了"放下"和"慈悲"的道理，是"感恩"而不是"索取"。

感恩从关爱父母开始

父母把我们带到人世，我们没有选择父母的权力，但我们有赡养、照顾他们的义务。《论语》中说："孝悌也者，其为仁之本与。"《孝经》也说："夫孝，德之本也，教之所由生也。"孝是人安身立命的根本。

不用说父母把我们抚养成人了，单单是一个十月怀胎，母亲就开始给予我们无私的爱。所有的营养都通过母亲的血液输给孩子，当胎儿钙质不足的时候，母体会消耗自身的钙质供养孩子，为什么女性易患骨质疏松，道理就在于此；母亲在妊娠早期会有生理反应，恶心、呕吐、吃不下饭，但为了肚子里的宝宝，即使刚吐完，可能又会坚持吃几口；而分娩时母亲还要承受无比的疼痛，可孩子生下来时，母亲的第一句话往往是"孩子健康不健康"，母亲对我们的疼爱之情使其马上把疼痛抛在脑后，这样的恩德我们一辈子都要记在心上。

林则徐根据他的人生体悟，归纳了十件事，假如人犯了这十个错误，人生也就没有益处。这"十无益"中，第二条就是："父母不孝，奉神无益。"对父母都不孝顺，每天求神明保佑根本没用。现在生活条件好了，可能父母衣食无忧，但物质生活的满足并不能给予父母真正的开心，有专家说："现在的老人最缺乏的是儿女的拥抱。"上行下效，用行动孝顺父母，也是在教育子女，让孩子们将这优良的品格传承下去。"百善孝为先"，中华民族的优良传统，都是由"孝"开始的。

孟子说："不孝有三，无后为大。""不孝"是哪三种？第一是阿意曲从，陷亲不义；第二是家贫亲老，不为仕禄；第三是不娶无子，绝先祖祀。意思是说，无原则地刻意迎合父母的各种愿望，结果陷父母于不义。如何避免陷亲不义，《弟子规》教给我们的方法是："亲有过，谏使更，怡吾色，柔吾声。谏不入，悦复谏，嚎泣随，挞无怨。"家族贫寒，父母年老，还不出去做官、赚钱以养父母？现在人们开玩笑说我国已不是56个民族了，增加了啃老族、月光族，大学毕业不找工作，依靠父母，这是"孝"吗？不娶妻或娶妻无子，断绝了对祖宗的祭祀，这是"不孝"。

有人说，最大的孝心就是让父母放心，行笔于此，我的心中已波澜起伏。二十年来，求学、工作、行医、问道，时刻让母亲担心；婚姻、家庭、子女，总是让老人操心，而作为儿子回报给母亲的却是远隔几千里的思念和牵挂。不"孝"，哪怕读再多的书，明再多的理又有何用？

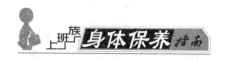

扫码听书

时时反省自心

人无完人，但我们要尽力做到每天都在进步，去实现人生的圆满。这就要求我们要不断反省自身，时时修正自己。孔子曰："过则勿惮改。"有错误不怕，知错即改。如何反省？答案在《论语·学而》中："曾子曰：'吾日三省吾身：为人谋而不忠乎？与朋友交而不信乎？传不习乎？'"

吾日三省吾身

曾子这句话讲的是儒家修养的方法，儒家靠什么来修养自己？靠反省。君子"三省吾身"，"三"泛指多次，君子要每天多次地反省自己："为人谋而不忠乎？与朋友交而不信乎？传不习乎？"

要想成为君子，时时都要反省这三个问题。"为人谋而不忠乎"，为他人筹划，为他人做事，而不忠乎？心不偏不倚谓之"中"，竭尽全力就叫"忠"。替人家筹划的事情，在本职岗位上竭尽全力在做，就是对这个人或上级的忠心。这个忠心如何检验呢？就看你是不是竭尽全力。作为医生，我竭尽全力给患者看病，视患者如亲人；作为健康知识的宣传员，我认真备课，竭尽全力把所学知识传递给大家，不敢有丝毫怠慢，这是我对读者、患者的忠心。当你做到忠心后，自然也就凡事问心无愧了。

"与朋友交而不信乎"："忠"指心，"信"主要指说的话。老子在讲水德时说："言善信。"人言为信，说话算数就是"信"。和朋友交往时要说话算数。我常听到有人随口就讲"某事没问题"，然后就音讯皆无，找不到人了。这就不叫"信"。做人要守信用，说的话要算数。"忠"和"信"考验人的两个方面，一个是你的心，一个是你的语言；一个是内容，一个是形式。"信"只是语言，语言可以说得很好，但是心是不是也这样呢？不一定！很多人说得天花乱坠，说得很诚恳，承诺的事情他也办了，但是他心里不一定是真正向着你、忠心于你的。而有些人事情做得很好，但是不会也不善于表达，这也不行。孔子说，内容和形式要完美统一，"彬彬有礼，然后君子"。

最后是"传不习乎"，讲传习之功。儒家是讲实践的，这是东方文化的特点，讲修行，讲证悟。光是讲理不行，讲了这个理还要去修，修了自己还要去证，还要证出这个果来。比如，我们讲修为之道，看上去很热闹，小故事也觉得很有意义，可是在现实中，在单位与同事、上级、下级还搞不好关系，这是"传而不习"。只是学了这个道，而没有在生活当中去实践。"三省吾身"，就看你在生活当中有没有做到这几点：是不是"忠"，是不是"信"，是不是在实践。你只有实践了，才能逐渐完善自己、提升自己。

在反省中去除性情恶习

曾子让我们时时反省的目的是从接人、待物、对事上体现出修养与品格。从人的本性看，佛家认为众生本来是佛，都是觉悟者，何以不能成佛？因为众生被业障所缠。"菩提本无树，明镜亦非台。身本无一物，何处染尘埃"？不管大家对佛教有什么看法、理解，但其中的道理、人文思想我们还是应该了解一下的。究竟我们的性情中有哪些恶习缠绕呢？佛家思想里简单归纳了下列十种，烦请对号入座。

无惭

越来越多的人不知道惭愧，都觉得自己了不起，难得有一下自己觉得脸红，那个脸红是"惭"。记得高二那年冬天，体育课踢足球，天冷，操场的地面是土制的，都已经冻裂了，当时球落地后不规则地弹起，打在我的手上（手球），随后球被我控制在脚下。我的球风还算可以，按照以往，遇到手球的话，我肯定主动举手示意了，可是当时机会太好了，我就没举手，想混过去，不过还是不好意思地看了一下手，结果熟悉我的另一方同学都笑了，我看

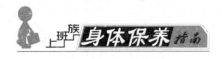

手的一刹那就是"惭"。

元代大学者许衡一日外出,因为天气炎热,口渴难耐。正好路边有一棵梨树,行人们纷纷去摘梨解渴,只有许衡一个人不为所动。这时候有人就问他:"为什么你不摘梨呢?"许衡说:"不是自己的梨,怎么可以随便乱摘呢?"那人笑他迂腐:"世道这么乱,管它是谁的梨。"于是,许衡说了一句千古名言:"梨虽无主,然我心有主。"

无愧

"惭"是内心对做错事的不好意思,"愧"则是内心对自己的所作所为感到难过,若无这种反省就是"无愧"。近年来,挑战人们心理底线的事情很多,毒胶囊、速生鸡、瞒报事故、滥用抗生素、行业潜规则,人们只想获得金钱而不理会钱财应该通过正道获得。为什么会出现这种情况?"无愧"所致。

嫉

嫉,即喜欢吃醋,对他人的好处、学问、道德、成就等无时无刻不在嫉妒中。嫉妒心不是女人的专利,也不单是大人才有,男、女、大人、小孩都一样会有嫉妒心。佛家认为这种业力的缠缚相当牢固,不易转化。不从自己身上找原因,这种嫉妒心是去除不了的。

悭

悭,读qiān,从心,与性情有关,本义是吝啬。这个吝啬不只是钱财的悭吝,还有对法的悭吝,不懂得布施,不肯惠施于他人。给他人方便便是给自己方便。比如,有的城市里出租车司机看见老人与孩子则不愿意服务,宁愿空载。生活中随处可行善,而吾辈常无觉。

悔

我们随时都在后悔，悔什么呢？哎！房价这么高，十年前我要是买套房子就好了。想想我们是不是每天都在后悔，凡是对自己有利而没有得到的东西，便生悔恨之心。

眠

"春眠不觉晓，处处闻啼鸟"。"眠"指睡觉，睡觉是机体休养生息的最好方法，如果昏昏入睡、夜梦烦多、觉轻易醒，这也是业障。夜间该睡觉的时候不睡，白天昏沉无精神，有质量的睡眠居然成为很多人的奢望。

昏沉

有句话说："人是莫名其妙地来，无可奈何地生，稀里糊涂地死。"昏沉就是脑子不清楚，迷迷糊糊，昏头昏脑。昏沉是病，形体上是脾虚所致，精神上则缘自空虚。

掉举

"掉举"就是散乱，胡思乱想，东想西想，停不下来。思绪这东西剪不断、理还乱，加上我们被物所累：微博控、手机控……思绪有时如天马行空，更加散乱。这时候最好诵读经典，比如《心经》《陋室铭》《大学》《中庸》《道德经》，而且诵读出声，最易宁静。

嗔恚

嗔恚，指心里闷闷的，想发脾气，看到谁都不对，看谁都讨厌，整天都

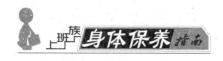

在怨天尤人。形神是相互影响的，心情差，形体即会受损；形体出现问题，反过来会伤心。常言道："下医治病，中医治人，调形养心也是医者之道。"

覆

做错了事，想办法掩饰，这种掩饰非常痛苦，经过了很多年，还要去掩盖它。心里不光明，不坦荡，自己在阴暗中，把光明磊落之心盖住，所以叫"覆"。《朱子家训》说："善欲人见，不是真善；恶恐人知，便是大恶。"其实，忙忙碌碌中我们忘记了：活出真实的自己，才是真正的自在。

以上就是"十缠"，如果我们梦想成为一个高尚的人、纯粹的人、脱离低级趣味的人，克服"十缠"就是人生路上的修行目标。我们常觉得古训有道理，然而在现实生活中又常为具体的人、事所累；开导别人时说得头头是道，轮到自己时又难以解脱。读一下布袋和尚的《插秧歌》："手把青苗插满田，低头便见水中天。心底清静方为道，退后原来是向前。"原来，生活中随处都是道，只在于我们是否用心体会、认真反省。

去除攀比之心、莫起怨人之心、放下执著之心、培养谦虚之心、常怀感恩之心、时时反省自心，书写这些文字时，我的心里也经历了一场检讨，也曾经羡慕别人，期待物质的富足；处在人生低谷的时候，也曾经怨天尤人；也曾经因为一件小事而耿耿于怀，现在想来，都是何必呢？人生的长度是有限的，但是宽度却掌握在自己的手里，能否活得精彩、潇洒、健康，完全取决于我们自己，取决于我们一念之间的改变。

第四章

随时保持合理的生活方式

扫码听书

　　世界卫生组织调查表明，在影响人的健康和寿命的因素中，错误的生活方式和不良行为占60％，环境因素占17％，遗传因素占15％，医疗服务条件只占8％。多数人对于疾病的态度是在病已成形的时候把身体托付给医生，如果平时我们能保持合理的生活方式，远离那些不良行为，细细想来，健康原来就掌握在自己的手里。

一日三餐，具体吃什么要听"专家"的；何时喝水要听"专家"的；如何睡觉要听"专家"的……而令人烦恼的是，有时候"专家"们提供的建议是相互矛盾的。人们常认为健康太专业，更愿意听从他人的建议，而此时恰恰忽视了自己的感觉和判断，把自己弄丢了。加满一箱油，人们都希望汽车开得尽量远，同样的路况能否开得更远，取决于把握方向盘的驾驶员，好的驾驶员有良好的驾驶习惯，可以按照道路规律、驾驶规律开车。因此，能否做到健康长寿，取决于你是否按照规律来使用身体。

　　规律的生活方式是什么样子的呢？中华民族经过几千年的文化积淀、经验积累，决定了中国人的生活方式是遵循天地之道，按照天人相应的思想来生活，这是使用身体最合理的方式。《黄帝内经·素问》第一篇《上古天真论》说："食饮有节，起居有常，不妄作劳。"这十二个字就是祖先的健康忠告。科技的昌明并没有阻止疾病的发生，相反，恶性疾病的发病率逐年上升，怪病、各种综合征层出不穷。也许你已经适应了现今的节奏、生活方式，甚至可以说已经麻木了，但是没关系，如果你还想对自己的身体负责，请稍微放慢脚步，按照自然的规律饮食、生活、起居，相信不久之后，身体会给你一个惊喜！

扫码听书

管住嘴巴，防止病从口入

民以食为天，在中国人看来，吃饭是大如天的事，过去的人们多数时间为了吃饱而发愁，现在则是为了如何吃好、吃得健康而烦恼。《黄帝内经》中说"食饮有节"，这是个大原则。"饮"，在中国人的生活方式中也很讲究，包括饮水、饮茶、饮酒。这里的"节"是节律、节制的意思，下面我们通过"食""饮"两方面来解读。

按季节规律——不时不食

常有朋友询问我如何吃才最健康，特别是 2010 年的春天，询问吃绿豆的问题特别多。首先，我们要识别真正的中医。

第一，真正的中医说话不绝对。自然界在随时变化，身体的状态也是变化的。人得天地之全气，动、植物得天地之偏气，人在生存中受外因、内因的影响，导致体内出现偏差。中医的治疗原则是平衡，"天之道，损有余而补不足"，"热者寒之，寒者热之"，以药治偏，以食调偏，当平衡重新建立起来时，若再继续食用，就会引发新的偏差。所以，"物无美恶，过则为灾"，适合的才是最好的。

第二，真正的中医不会建议过分地补充一种食物。宇宙、自然、人体内部处在整体关联、动态平衡的状态，这种状态的维系依靠五行的相生、相克关系。肝、心、脾、肺、肾五大脏腑也是相互促进、克制来维系体内的平衡，如果某一脏腑的功能得到加强，必有受克制的脏腑受损伤。比如，人们熟知黑色入肾经，于是多吃黑芝麻、黑木耳、黑豆……阴寒之气使肾水旺了，但

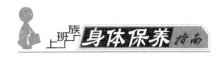

水克火，长此以往，心会受影响。

我没有学过营养学，对于吃什么对身体有好处，我信奉孔夫子的话："不时，不食。"孔夫子说的话之所以成为经典，是因为他的话可以穿越时间、空间的变化，且仍然被人们认同。2000多年前的古人认为他说的是对的，今人依然觉得有道理；南方人、北方人或者是外国人也认为是对的，这就是经典。孔夫子对饮食的论述多在《论语·乡党》中，有兴趣的朋友可以找来阅读一下。

中国人以"味道"的好坏来评判食物、菜肴，对"味"居然上升至"道"的层面，中华美食驰名世界。如果与美国比科技，我们要老老实实做学生，要是比饮食，美国人就差得太远了。孔子对饮食非常重视，要求很细腻，"不时，不食"即提倡按照时令来吃。这句话对当前的饮食养生来说有极其重要的意义，喜欢按照"专家"的建议吃来吃去、最后不知吃啥好的朋友可以参考。

正常的时令是春生、夏长、秋收、冬藏，天地出产什么，我们就吃什么。因此，古代最难过的是春天。这个季节青黄不接，冬天储存的食物基本吃光了，自然界提供的只有芽、叶类的植物，这样迫使人们的饮食行为符合"发陈"的特点。春天是生发的时节，生发需要的物质基础来源于冬季所补充的能量。所以在春天，体内脂肪会转变成能量使用，于是身体会变瘦。秋天比较好过，物产收获，人们开始有肉吃，多余的能量变成脂肪储存在体内，用来抵御即将到来的严寒，身材也变得胖些，但这种自然的胖体现出来的是结实。

现代人很怕胖，很多女性一年四季都忙着减肥，脂肪多了身材不好，容易引起高血压、糖尿病、高血脂……在现代人眼里，脂肪就是敌人，很怕摄入脂肪。可是，大家忽略了一个重要的问题，身上的脂肪是否是有用的脂肪。有用的脂肪能提供身体需要的能量。前文讲过，有小肚腩的朋友，用双手将腹部赘肉捏住、提起、轻揉，手下有疙疙瘩瘩的感觉，颗粒状，这样的垃圾脂肪就不是保温层，不能给身体提供能量。

我们始终把减肥作为目标，可谁曾认真思考过，这些脂肪是怎么形成的？现在的饮食以高热量、高营养为主，消化和吸收这些食物会增加脾的工作量，使脾运化的功能受损，于是营养不能充分吸收，消化不完全的东西变为垃圾脂肪，存在小腹变成小肚腩，存在血里导致血脂高，存在肝里形成脂肪肝。如何调理呢？其实很简单，管好自己的嘴，按照自然的节律进食，慢慢就会调理好。

在不同的季节，水果和盐的摄入要有讲究。水果是酸性的，有收敛、收涩的作用，应该秋冬吃，不适合春天食用，特别是在北方，春天根本就没有水果。美国科研人员研究表明，正常人每天盐的摄入量不要超过5.8克，可是夏天如果出汗多，盐分流失大，则应该增加盐的摄入量；冬天毛孔闭合，水分流失少，就得少进盐。

最影响当代人健康的问题是生活缺乏节奏变化，一年四季同样的饮食、作息习惯，甚至办公室的温度都一样，有的单位条件好，女职员在办公室居然一年四季穿裙子。超市里随时可见反季节的果蔬，应季蔬菜和反季节蔬菜在营养成分上可能没有区别，事实上两者的味道是不一样的。夏天里咬一口正常成熟的黄瓜，清香味可以存留半天，在中医看来，这是得到了春夏之气，而大棚黄瓜缺乏自然之气，自然没有熟悉的味道。

用心想来，关于"不时，不食"，古今反差的例子在我们身边随处可见。是随波逐流想吃就吃，还是克制欲望按节律饮食，一念之间做出的选择，导致的结果大不相同。

跟着感觉走——不饥不食

在知晓了蛋白质、脂肪、碳水化合物、微量元素、维生素等专业术语后，我们总是担心食物的摄入不够，就怕营养缺乏，于是喝水、吃饭定时定量，保健品、营养素多多益善。打着为了健康的旗号，我们越来越忽视身体的主观感受，中国人习惯于一日三餐，饿了吃饭，渴了喝水，本来是天经地义的事。

为什么中国人吃三顿饭？从气血在十二经络的流注时间看，胃经气血最旺盛的时间是上午7～9点钟，胃的消化能力最强；中午11～13点钟、晚上5～7点钟，分别是心经、心包经气血最旺盛的时间，这两个时辰心的感知能力最强，如果此时胃空了，我们能够感觉到。饥饿这个词表达的是两个意思，"饥"指胃空的状态，"饿"是胃排空后心慌的感觉。胃空了，自然需要进食。

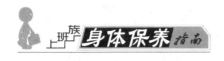

当我们没有胃口、食欲的时候，可能是胃没有排空或者是机体的感觉失灵。梁代陶弘景在《养性延命录》中指出："不渴强饮则胃胀，不饥强食则脾劳。"

如果胃没有排空，这顿饭最好别吃，顺应身体的感受吧。由于吃得过多，上一顿吃的饭还没消化完，接着又吃下一顿，强加给身体的东西，必将加重脾胃的负担，慢慢地消化能力下降，使吃进去的食物不能完全转化为自身的养分，变为垃圾存留在体内，反而成为敌人。记得多年前看了《瘦身男女》这部电影，郑秀文扮演的女主人公就是因为感情问题不停地吃，不久导致身材肥硕。《素问·灵兰秘典论》曰："心者，君主之官，神明出焉……主明则下安，以此养生则寿，殁世不殆。"饮食必须跟着感觉走。然而有些年轻女孩为了体型，硬是不理会身体的感觉，饿了也不吃，结果可能造成营养不良、厌食症，还可能扰乱心的感觉而导致抑郁，甚至危及生命。

用意志去克制身体感受者毕竟是少数，更多的人则抵挡不住诱惑。哺乳过的妈妈们应该有体会，母乳喂养时，小孩子吃饱后，脖子一歪不吃了，立起来轻拍后背，小家伙打个嗝，你想让他再吃，他怎么都不肯吃，这是动物的本能。在《动物世界》节目中经常会看到，在非洲大草原上，狮子吃饱了，静静地休息，看见斑马、羚羊也不追赶，动物在饮食上也懂得节制。可是小孩长大后，意识增强，随着所接触食物的增多，慢慢产生了喜恶，开始偏食，不顾及身体的感受，喜欢的东西就拼命吃，结果损伤脾胃，由此产生一系列的身体问题，这说明身体的本能慢慢被后天意识所掩盖。老话说："若要小儿安，常需三分饥与寒。"在育儿上多相信老话，不吃亏。

很多朋友喜欢吃川菜，几天不吃辣的就浑身难受。其中一部分人喜食川菜是有原因的，从身体需求的角度来看，随着物质的极大丰富，我们的味蕾接触了太多的味道，对味觉的敏感度下降，那么就需要更高一级的麻辣刺激才能让感官有知觉。所有事情都是有原因的，身体外在的表象，都可以通过细心的观察找到内在的原因。

按身体构造——多素少荤

关于饮食，《论语·乡党》还有一句著名的话："食不厌精，脍不厌细。""食"指的是米饭，春秋时期，米连同外壳一起煮着吃，古人的脱粒技术不行，谷壳吃多了，不好消化，容易得结石。"食不厌精"是说把粮食打得越细越好，把谷壳去得越多越好。现在的情况是，米、面做得过于精细，其实外壳与里面包裹的种子为阴阳体，相互有制约作用。比如，在南方多食荔枝，容易生痰，剥下荔枝壳煮水，喝了之后，"上火"的症状很快就消失了。小麦属木，生发的力量强，包裹小麦的壳就是制约它的。现在都吃精粉，吃多了则动肝火，所以，喜欢吃面食的朋友可以吃全麦粉，避免肝火过旺。和古代相比，我们吃得太过精细了，主食应该搭配些杂粮，毕竟五谷杂粮不是大规模的作物，质量比较好，有利于均衡营养。

现在还有一部分人怕胖而不吃主食，用水果、蔬菜充饥，这个习惯也不好。"五谷为养"，五谷是植物的种子，不管营养学上是什么成分，它都具有旺盛的生命力，一碗米做成饭只有两三碗，作为种子却可以长出一片庄稼。即使吃再多蔬菜的茎叶，人体对潜在能量的摄取根本无法与五谷相比。建议怕胖而不吃主食的朋友坚持吃一周主食，看看体重是否会增加，不要人云亦云，用自身做个试验，符合科学精神。

"脍"，《说文解字》说："细切肉也。""脍不厌细"意思是肉切得越细越好。为什么孔子要求肉要切得细呢？因为肉不好消化。食物在胃里变成粥样的食糜，这是物理作用，属于"消"；食糜进入十二指肠及小肠后，各种营养成分逐渐被分解为简单的可吸收的小分子物质，这个过程是化学反应，这是"化"。食物在口腔中咀嚼得细些，会减少胃的负担，细嚼慢咽有利于"消"。吃一碗小米饭，可能一个小时胃就排空了，因此会感到饿，而吃了几块肉，半天也不觉得饿，说明动物脂肪、蛋白质还在胃里没"消"完。消化的过程中，人体在吸收养分，同时也消耗自身的能量。因此，我们一直说长寿的秘诀是："少消耗，省着用。"

人体只有4颗尖牙，却有24或28颗平牙，尖牙用来嚼肉食，平牙是嚼素食的，尖牙与平牙的比例是1∶6或1∶7。所以，从牙齿结构看，人食肉与吃素的比例应该是肉占一成，素占六或七成。肉不好消化，故孔子说肉要切得越细越好。现在很多疾病源于肉吃得过多，天天吃肉，只能无形地增加身体的负担，何况这肉还是饲养厂大批量生产出来的。

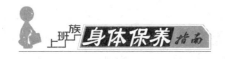
饮水是影响健康的大问题

水占人体重量的70%，合理饮水是个大问题。"地气上为云，天气下为雨"，大自然中水的循环对万物是至关重要的。人体内也有一个水的循环。

中医学认为，肺、脾、肾三脏参与水的代谢。比如，有人一喝水没多久就会小便，而且小便无色无味，这些水可能没被身体利用，直接就排出体外了，肺主肃降，这种情况说明肺出了问题，没有将新鲜干净的水布散到细胞内。还有人不敢多喝水，稍微多喝点水，全身各个部位都有点水肿的现象，这是脾的运化出了问题，脾主肉，故废水堆积在全身各个部位。有的人肾脏的过滤功能出了问题，排尿量小，这类人的身体中段特别胖，这是由于水排不出去而运到身体中段所致。

我们不仅要重视饮水量，还要懂得水在体内是否被充分利用。"流水不腐，户枢不蠹"，没被利用的水会变为废水，成为身体的敌人，是引发疾病的温床。因此，中医学认为，很多病症与废水有关，上凌于心而心悸、寒水射肺则咳喘、上攻于胃而呕、上攻于清窍则眩、外溢肌肤而肿。

不渴不饮

喝水居然还有这么大的讲究，对于没有医学常识的人来说如何是好呢？现在有一种说法，建议人们多喝水，晨起要喝水，生病要多喝水，平时要多喝水。凡事有度，过分就要出问题。同吃饭一样，合理喝水还是要跟着感觉走——不渴不饮。

目前有一种说法：平时要多喝水，等到身体感到口渴的时候，内脏已经严重缺水了。中医通过望、闻、问、切四诊收集身体的信号，这些信号是身体提供的证据，根据这些证据，医者会判断身体内的脏腑出了什么问题。其中，问诊更多的是获知患者的感觉。随着经验的积累，我认为感觉是非常重要的。

试想，对于生命而言，什么器官更重要？与表皮、肌肉、肌腱比起来，最重要的是内脏。当受到外界邪气的侵袭或出现内在营养匮乏，身体会自动地保证脏腑的能量供应，必要时"舍车保帅""壮士断腕"，舍弃远端的气血供应，这就解释了为什么有些气血不足的女孩总是手脚冰凉。人体的器官中，感觉最敏感的莫过于唇、舌，假设出现口渴的情况，说明身体开始缺水，但这时内脏绝对不可能处于严重缺水的状态。现在去医院常见到"验血报告"，也许未来有一天能够出现"验水报告"，我们也就不纠结了。

按照《黄帝内经》的说法，养生要"法于阴阳"，天热汗出得多，我们就要多喝点水；天冷了，毛孔闭合，出汗少，自然要少喝点水。这个观点好似很熟悉，在讲到食盐的问题时，我也是这样的观点。

现在很多朋友有晨起喝一杯水的习惯，作为一名中医，我不赞同。首先，不顾身体是否需要，起床先来一大杯水，必然增加身体的负担。其次，一日之计在于晨，中国文化认为，早晨是阳气生发的时间，晨起后我们的行为应以促进阳气生发为主（散步、打拳），而水是阴性的，性寒（和水温没关系），一杯水下去，就把阳气压下去了。

到底怎么喝水呢？不用定时，不必定量，恢复身体的知觉，跟着自己的感觉走，结果会更好。

远离冷饮

喝饮料是影响青少年健康的大问题，各种饮料颜色琳琅满目，口味层出不穷，功能越来越多，其目的无外乎一个，鼓励大家多喝。饮料含水，但毕竟不是纯水，喝的时候很痛快，然而不解渴。以碳酸饮料为例，由于其含有色素、添加剂、防腐剂等物质，这些成分在体内代谢时，反倒需要大量的水分；同时，可乐中含有的咖啡因还有利尿作用，会促进水分排出。所以，喝碳酸饮料会觉得越喝越渴。而饮料中含有的酸性物质及酸性糖类副产品会与体内的钙结合，软化牙釉质，严重的会导致牙齿损坏，骨质疏松。

青少年是未来的希望，在小时候形成的饮食习惯，成年后很难改变。作为家长，对待孩子的饮水问题应该引起重视，帮助孩子从小养成喝白水的习惯。

中医强调夏天要远离寒凉，这里就包括冷饮。冰箱的发明，可以使食物保存更长的时间。有一利即有一弊，我们随时可以接触到凉的东西，现在的人们比以往更容易受寒。特别是年轻朋友，剧烈运动之后，痛快地将冰镇饮料一饮而尽，这时的心脏好比高速运转的发动机，产生大量的热，直接用冰水冷却，结果不言而喻。长期饮冰水还可导致小肠温度下降，为痛风、心脏病、肩部肌肉僵硬、鼻炎、小儿哮喘埋下隐患；"形寒饮冷伤于肺"，肺的内部出现问题，往往先从皮毛反映出来，所以会出现荨麻疹、牛皮癣、皮肤瘙痒等症。如果不从根源上解决寒凉入口的问题，单纯对"症"治疗，只能是治标不治本。

经常饮冷饮的朋友，身体的感知能力会慢慢下降，对温度不敏感，甚至越凉越过瘾。长此以往，体内寒气重，而将体内剩余的热量赶到体表，这样的人外表总是燥热却伴有肠炎、腹泻、小腹冷痛、精神不振等症状。治疗的方法是用温热药平衡体内的寒邪。

饮茶有道

随着生活水平的提高，饮茶逐渐成为我们生活的一部分。我国的茶文化历史悠久，茶的种类繁多，但我对茶的研究不多，只知道从性状上分别，红茶偏温，绿茶偏寒，乌龙茶相对平和。饮茶不要盲目跟风，要根据自身的体质，选择适合自己的茶。

比如绿茶，包括西湖龙井、碧螺春、黄山毛峰、太平猴魁、六安瓜片等，经杀青、揉捻、干燥等典型工艺，冲泡后茶汤较多地保存了鲜茶叶的绿色主调。绿茶偏凉，阳虚体质的朋友最好不要饮用。阳虚体质包括的症状有怕冷、手脚发凉、腰腹冷痛、喜食热性食物、小便清长、大便溏泻、舌胖大湿润……尤其是在夏天，阳气集中在体表，体内空虚，再喝偏凉性的绿茶，对身体来说如同雪上加霜。

红茶属于发酵茶，茶汤红亮，味道醇厚，适合体质偏寒之人。乌龙茶为半发酵茶，性状比较平和，适合于平时饮用。当下流行喝普洱茶，如果是熟普则属于发酵茶，因长期发酵，含有多种有益菌及微生物，可以促进消化，不过是否有广告宣传的那些功效，不敢苟同。辨明身体的寒热，根据性状来选择饮用的茶，对于个人养生十分重要。

饮酒有度

在我国，人们经常饮用的是白酒、啤酒、红酒、黄酒。少量饮酒可以促进血液循环，活血化瘀，鼓舞阳气，过量饮酒则是有百害而无一利。

恰当使用，酒可入药

酒有鼓舞阳气的作用，少量饮酒，可以扩张血管，加速血液运行，过量饮酒则会出现躁动不安的情况。炙甘草汤是《伤寒杂病论》中的著名方剂，主要治疗心脏气血虚衰引起的心律不齐、心悸。方中有 9 味药，包括补血和补气的药物。这个方子的熬制方法很特别，需要在熬制的同时加入清酒。什么是清酒？汉朝时用的都是米酒，像醪糟之类酿成的酒，这种酒分为两种，一种是白米酒，叫清酒；一种是黄米酒，叫浊酒。"一壶浊酒喜相逢"，这个浊酒就是黄米酒。煎药时加上清酒，可促进阳气推动血脉，使血脉通利，用的就是酒鼓舞阳气的作用。

白酒有活血化瘀的作用，故跌打损伤时，外敷的药物常用白酒来调制，然后敷到红肿之处，以促进消肿化瘀。有些药物属于脂溶性的，有效成分可以通过乙醇析出，故平时喜欢泡制药酒的朋友需要注意，尽量选择脂溶性的中药作为泡酒的材料。

饮酒过度，损伤寿命

俗话说："无酒不成席。"婚丧嫁娶，迎来送往，亲朋相聚，都离不开酒，国人的酒文化十分丰富。酒可以鼓舞阳气，但过量饮酒可使血脉贲张，大伤阳气。

醉酒之人，小便过多，于是体内阴液不足，酒后易烦躁口渴，如果为了一时之痛快，大量饮冷水解渴那就大错特错了。因为阳气在表，体内空虚，若寒邪直接停留在脾胃之中，则后患无穷。而有些喜欢饮用冰啤酒的朋友，如有酒后前额痛的症状，是胃中受寒的表现。

比胃中受寒更严重的是，酒后发生性行为。《黄帝内经》反对"醉以入房"。"醉以入房"的意思是，借着酒劲儿去过夫妻生活，古人含蓄地称为"入房"。酒能兴奋肝的气血，而且酒后感觉迟钝、麻木，故性行为持续的时间较平时长。但是，恰恰因为麻木，肾精也在不知不觉流失掉，中医学认为

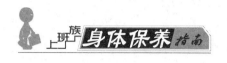

这种行为对人体的伤害最大。

另外，吃螃蟹等阴寒较重的食物时，喝点陈年黄酒，可以平衡海鲜中的寒。过去在北方有句话："喝凉酒、花赃钱，早晚是事。"小时候看大人喝白酒，都是用酒壶温着喝的。现代研究表明，白酒中含有微量的甲醇，其沸点较低，当用沸水加热后，甲醇等不利于人体健康的物质就会变成气体而挥发掉一部分。酒中含有的乙醛会增加酒的辛辣味，摄入一定量后，饮者就会头晕。导致醉酒的首要因素是乙醛，而乙醛的沸点只有21℃，用热水加温后，可以使它蒸发掉。

《红楼梦》第八回写道："这里宝玉又说：'不必烫暖了，我只爱喝冷的。'薛姨妈道：'这可使不得，吃了冷酒，写字手打颤儿。'宝钗笑道：'宝兄弟，亏你每日家杂学旁收的，难道就不知道酒性最热，要热吃下去才发散得快；要冷吃下去，便凝结在内，拿五脏去暖它，岂不受害？从此还不改了呢。快别吃那冷的了。'"

现代研究也好，中医思想也罢，酒烫好了再喝，对健康的损害更小些，可惜现在的人图方便，很少有烫着喝酒的习惯了。对于长期酗酒的人，健康的危害更大，容易导致肝硬化甚至肝腹水、肝癌等肝实变。

醉酒后的补救措施

有些场合迫不得已需要饮酒，如果意识到不胜酒力或者醉酒，我们要采取一些办法来补救，避免身体受更大的伤害。

如果意识清醒，可以采用探喉取吐的方法，吐出胃中的食物及还未被体内吸收的酒水，以避免食物长时间停滞而损伤胃气，同时又可减少酒精的吸收。呕吐后，可以喝适量的温蜂蜜水，以补充水分。不过，意识不清醒时，绝对不要贸然取吐，以免发生呕吐物呛入气管，导致窒息。

饮酒后要敲揉、探查胃经的"髀关穴"，方法见第20页。如果"髀关穴"疼痛难当，要敲揉至痛感下降或减轻。疏通胃经可以缓解酒后的胃部不适。另外，有人酒后头痛，位置大多在前额部，这里正好是胃经的循行线路，此时敲揉"髀关穴"也能减轻不适。

对于醉酒之人，刺激"率谷穴"可以帮助醒酒。"率谷穴"在头部，在耳尖直上入发际1.5寸（两指宽）处，醉酒时双手抱头，用大拇指在"率谷穴"上进行按揉，如果刺痛，可用力点按3～5分钟，待疼痛减轻后，昏沉的头脑会感到轻松。

我们一直在追求健康，而健康之道就在日常的食、饮之中，能否管住自己的嘴，医生、药物、保健品都帮不了忙，唯一能掌控的就是我们自己的信念。只有认同这个理念并坚持合理的饮食，健康方会掌握在你我手中。

扫码听书

处理好工作、生活、休息的关系

起居包括作息和居住环境，"起居有常"涉及的是休养生息的问题，养得好才能更健康，休息是为了更好的工作。"有常"，就是有顺应自然的、固定的起居生活规律，比如有的人总是后半夜睡觉，白天起得很晚，这个习惯也是固定的，但不是有常，"有常"要遵循天地阴阳的变化。

休息是为了更好的工作——作息乃阴阳之道

如今虽然物质水平提高了，但现代人的生活节奏快，工作压力大，造成作息时间不规律，逐渐出现睡眠问题，要么入睡困难，要么多梦，要么半夜醒来睡不着。对于这类情况，如果不将作息时间调整到正常状态，单纯依靠药物或针灸治疗，治标不治本，则治疗效果不理想。什么是正常的作息时间呢？古人的答案是日出而作，日入而息。

作息，这个词包含两种意思。"作"，会意，从人，从乍，人突然站起为作；象形，乍，像张开的一只手。"作"是人处在动的状态，肢体动起来，就要消耗气血和能量。比如"动作""劳作"，"劳"的繁体字写作"勞"，火是能量，故从字面理解，劳作是消耗能量的。人体通过饮食和休息来补充、恢复这种消耗。

"息"是什么？我们借助"休息"这个词来看，"休"，从人、从木，人靠着树，停下手中的活小歇一下，叫做"休"，比如"午休"的时间就比较短。而"息"呢？是停止、停歇的意思，与"作"相对应，指停下来不动。"作"代表动，"息"表示的就是静。一动一静，就是阴阳之道。

多数人喜欢把钱存在银行里"吃利息",这个"息"有增加的意思,通过存钱使利益增加了,所以叫"利息"。这种理财方式最为传统,风险也低,虽然增值不多,但没有股市的大起大落。"休息"呢?很显然,通过睡觉、静养的过程,使我们在工作中消耗掉的精神和体力得到增加,重新恢复精力充沛的状态。

"息"字会意兼形声,从心,从自。"自"指的是"自身","自"和"心"合起来的意思是"心上只有自身",意思是把工作从心里面彻底放下,从而把注意力放在自身上,养精蓄锐。能不能停下来、静下来,很好地"息",取决于你我的态度。

跟随太阳的脚步安排睡觉时间

如何安排睡觉时间,在古代这根本就不是个问题,太阳落山后天黑了,也没有什么娱乐活动,只好睡觉。《易经·系辞》曰:"日往则月来,月来则日往,日月相推而明生焉。"于是《黄帝内经》提出:春天和夏天"夜卧早起";秋天"早卧早起";冬天"早卧晚起,必待日光"。在古代,春、夏可以稍微晚点睡觉,秋、冬一定要早睡觉,"奄奄黄昏后,寂寂人定初",太阳落山后古人就睡觉了。

随着电灯的发明,人类将白天人为地拉长,"有一利即有一弊",白天变长,黑夜相对就缩短了,现在的人们普遍睡眠不足。我们客观地想一想,地球上的生物与宇宙是同呼吸、共命运的,人体有几十种元素和地球、海洋相通,生物亿万年来共同生活于一个天地之内,哪有不受宇宙影响的道理?现代科学研究发现,人的体温、血压、血糖、呼吸、脉搏、激素水平、酶,甚至白细胞等,无不存在昼夜节律。

也许有人会说,不跟着太阳、月亮的节奏,只要睡够8小时就行了。亿万年来形成的生物节律,不是轻易可以改变的,在大自然面前,我们还是别自作聪明,乖乖地顺应它的节奏吧。借助大自然的力量,夜晚睡觉以养精蓄锐,白天工作时则精力充沛。在夜间,身体表面处在休息、安静的状态,人世间从来就没有绝对的静,此时身体里面的肝、胆依然辛苦地进行解毒、贮备工作,子夜11点钟至凌晨3点钟,肝、胆经的气血最旺盛,这是它们的最佳工

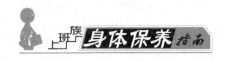

作时间。夜间不睡觉，肝、胆不能正常工作，导致面色晦暗、指甲青紫、脸上长痘，这是人体通过身体末端的现象告诉我们，身体里面的血液已经不干净了。

尽快入睡小妙招

很多人以为身体习惯了晚睡，很难调整过来，仍然我行我素。但如果我们真心想改变，想调整作息，是可以做到的，关键是看你能否自律、坚持。

晚餐七分饱

《黄帝内经》中关于睡眠的问题有一句著名的话："胃不和则卧不安。"晚饭吃得过饱，食物在胃中停留的时间过长，造成胃气不和。《伤寒论》中有一个方子"半夏泻心汤"，可清心健脾，用于治疗失眠，其原理可以借助地火明夷卦来说明。明夷卦，地在上，火在下，太阳落山，降到大地之下，天黑下来，人们睡觉。清心火使心火下降，健脾使脾土上升，在体内形成一个与自然相匹配的格局，小我融入大世界，借助自然的力量而安睡。胃处在中焦，晚餐过饱，胃中充塞食物，胃气不和，阻碍心火的下降、脾土的升清。所以，晚餐以七分饱为好。

让心神宁静下来

夜晚来临，万籁俱寂，我们也应该闭目凝神，倾听自然的声音，享受黑夜所独有的寂静。夜晚只有把心神收回来，我们才能安然入睡，可是这个时间我们或者忙于应酬；或者沉浸在电视剧的剧情里，为他人担忧，为宫廷劳神，为一个压哨球而呐喊；或者忙于上网聊天、打游戏；或者徜徉在畅销书的文字里……再加上都市中越来越重的光污染，我们难以将心神收回来。睡眠不好的朋友，我建议先检讨一下自己有哪些扰动心神、让心激荡的晚间行为。随后，让我们按时上床，关掉电脑、电灯、电视、手机，用心感受一下这黑夜的寂静。

疏通经络，有助睡眠

经络通畅，气血才会顺畅地运行，有利于身体与天地同步。心经、心包经、肾经、脾经、胃经、肝经、三焦经的堵塞，都可以对睡眠产生影响。我们应该养成平时探查上述经络堵塞点的习惯，如果堵塞点没有酸、胀、痛的反应，说明经络畅通，不用疏理。如果某条经络的堵塞点疼痛难当，要马上在痛点处敲、点、按揉以疏通经络。每条经络具体的探查、疏理方法参见第一章的相关内容。

严重失眠，中药调理

如果按照上述 3 种方式，依然没有满意的睡眠，应该请中医师诊治，看看是哪个脏腑出现了问题，对症调理。人们常以为难以入睡、梦多易醒等睡眠问题与神经系统有关，在中医看来，这可能与肝、心、脾、肺、肾的其中一个或几个脏腑有关，需要收集身体提供的其他信息来综合判断，查清楚是何种原因导致的睡眠不佳。比如前文所述的心火旺、脾虚类型的失眠；心阴不足，伴有心烦、失眠多梦；脾血不足，伴有食欲不振、面色㿠白；肾阳不足，伴有畏寒肢冷、腰膝冷痛、小便清长；肝血不足，伴有双目干涩、多梦易醒等。

总之，运用上述 3 种方法，加上内服中药对症调理，既可调整脏腑功能，又能疏通经络，保持气血运行顺畅；再借助自然的力量，也许困扰都市人的睡眠问题就能很好地解决。

扫码听书

安居方能乐业

古话说："安居乐业。"农耕时代的中国人要求一点都不高：耕者有其田，居者有其屋。传统民居讲究避风聚水，屋后要有山，有山既能避风又有依靠。聚水就有生机，水是流动的，流动才有生机，故屋前要有水。现在生活条件好了，房屋既结实又严实，反倒是我们自己犯错误，才给邪气可乘之机。

"虚邪贼风"——你看不见的健康杀手

居住的环境对于健康非常重要，《素问·上古天真论》说："虚邪贼风，避之有时。"古人不知道有细菌和病毒，但知道风里夹杂着什么东西会导致疾病。风字的繁体字写作"風"，风里有虫，当我们的身体环境适合细菌和病毒生长、繁殖时，身体就会发病；如果不适合，那么细菌和病毒就不会兴风作浪，这就是为什么当传染病来临时并不是所有人都发病的原因。

南怀瑾先生的《易经杂说》中介绍了一个"贼风"的案例：唐代有一个人头痛，求孙思邈诊治，孙真人经过诊查，判断这人并没有病，到那个人的居所一看，一条壁缝正对着床头，此人睡觉时头部受风，所以产生头痛。移动床位，避开裂缝，不久那个人的头就不痛了。贼风不是明目张胆地侵袭人体，而是悄悄地进来。同样的温度，人体正常活动时不会感冒；假如睡觉时不盖被子，同样的温度下，人就会感冒、发烧了。这说明环境没变，是我们自己变了。人体睡觉时，护卫肌表的卫气回收，这时最容易被贼风侵入。防止贼风入侵，需要我们的内心真正重视起来。

常有中老年人一觉醒来出现口眼㖞斜或者中风偏瘫，这时受到的贼风可能是穿堂风，或者有的人睡觉时直接对着电扇、空调，这属于没有躲避反而迎头撞上的情况。人们往往因为大意或者不重视而酿成大错。记得大学三年级的时候，暑期课间实习，我随老师诊治一名消防武警战士。他 19 岁，入伍 1 年，在训练结束后，汗未消退时，就趴在窗边睡着了，结果导致面瘫。幸亏治疗及时，针灸治疗 2 周，他就恢复了正常。所以，邪风伤人不分年龄大小，在夏天，我们要注重生活中的细节，空调、电扇不要直吹身体，不要在穿堂风中睡觉，浴后要擦干身体。

生于忧患，死于安乐

关于"居"，孔子说："食无求饱，居无求安。"孔子的意思是，真正的君子不贪求享乐，在吃的方面不贪求山珍海味，只要够吃、能够维系生命就行了；在住的方面不求住得多舒服、安逸，不要求住多大的房子、多好的床。安居，是顺应而不是安逸，孟子也说："生于忧患，死于安乐。"

现在条件好了，交通方便了，出现了很多"候鸟老人"。特别是北方的老人冬天去南方过冬，感受夏季的温暖。《弟子规》说："居有常。"以生活在北方的老人为例，北方四季分明，人体的节奏同自然界一样春夏生发、生长，秋冬收敛、闭藏。在北方度过了春夏，到了应该收藏的时候，去了广东、广西、海南这些地方，结果人体的阳气失去了收藏的时机。

众所周知，南方没有冬天，毛孔总是处在开泄的状态，阴津、津液的消耗比较大。所以，广东人习惯煲汤，天天滋阴。如果不滋这个阴，人就受不了，精力也跟不上。南方虽然没有四季，但自然界也是有节奏变化的，地处热带的南方一般分为雨季与非雨季。

对于北方人来说，需要时间来适应，北方人初到海南，开始几天极易上火，这是人体适应热而表现出来的反应，而且北方人又不喜欢喝汤，故阳气外泄，阴液在流失，身体始终处在消耗的状态，的确不利于老年人的健康。

扫码听书

养心护肾乃长寿之道

　　"法于阴阳，和于术数，食饮有节，起居有常，不妄作劳"。在《素问·上古天真论》中，岐伯用这二十个字回答了黄帝关于如何获得健康、长寿的问题。"法于阴阳"是总原则，"和于术数"讲的是职业选择要称心如意，"食饮有节"讲到饮食、饮水、饮酒等问题，"起居有常"是说作息节奏与居住环境。这三方面如何做到健康合理，岐伯的答案是"法于阴阳"。这三方面侧重于描述外部因素对身体的影响，人体自身的心理行为和生理行为对健康也是有影响的，如何避免心理行为、生理行为损害健康，岐伯再次给出的答案是"不妄作劳"。

　　八卦的歌诀说"离中虚、坎中满"，"不妄作劳"我们可以简单地理解为："不妄"是心头不生妄念，保持心灵的宁静；"作劳"指夫妻生活要合理，避免过度消耗肾精。"不妄作劳"教诲我们要养护好心、肾。

心如止水，长寿之道

　　中医学认为，心包括肉质的和精神上的心，是人一身之主，主宰着人的精神、思想、意识、情感，掌握着人的气血盛衰和思维功能。心对于人的健康起着至关重要的作用，凡是人的精神、思想、意识、情感及过度的欲望等内心活动，都会对身体造成影响，异常的心理活动也会损害健康，导致疾病。

　　《素问·灵兰秘典论》曰："心者，君主之官也，神明出焉……主明则下安，以此养生则寿，殁世不殆……主不明则十二官危，使道闭塞而不通，形乃大伤，以此养生则殃。"译成白话文是，心脏像国家的君主，君主英明则天下安，以保持心明为目的来养生则能健康长寿，无灾病；君主不英明，则下属各系统部门不协调、不安分，信息闭塞，指令难行，形体大伤，像这样来养生则多病夭殃。

为什么"主明则下安"？试想，如果上、下的信息沟通顺畅，民意能很好地上达于君主，君主据此制定合理的政策，同时政令迅速下达，百姓自然安居乐业。对于身体而言，信息的通畅可以保证脏腑经络之间的气血运行顺畅，器官各司其职，没有不必要的消耗，一切能量都在最合理的状态下使用，自然可以长生久视了。

"诸痛痒疮，皆属于心"，古人认为"痛、痒"等和感觉有关的身体反应都与心有关。如果心功能正常，表皮、肢端出现异常，心会迅速感觉到不适。有些治疗皮肤瘙痒的药物含有抗过敏的成分，它们的功效更多的是使心的感知能力下降，使瘙痒的感觉暂时消失，其实对疾病的治疗作用不大。那么，如何使"主明"？如何让"心"敏感起来？以"儒释道"为代表的中国传统文化认为，心承载的信息越少越好，只有心不被蒙蔽，才能做到真正的"心明"。儒家讲"格物致知"；佛家讲"放下、慈悲"；道家讲"心善渊"。只有远离颠倒梦想，才能达到"虚心"的状态。

"以妄为常"是伤心的开始，人们难以摆脱欲望的诱惑，熬夜、酗酒、吸烟、暴饮暴食、赌博、吸毒，种种不良行为在精神与肉体上使心受到蒙蔽，那种错误而短暂的快感充斥于内心，不知不觉中"心实"了。针对于此，支架、搭桥等手段并不能真正去除病因，也许只有深刻反思，克服错误的生活习惯，保持健康乐观的心态，才能从根本上防止心脏疾患的再次复发。

当然，作为一个社会人，远离颠倒梦想，不妄想、不妄为、不乱为，做到这些十分不易。也许是因为对人生目标的迷茫，对幸福感的缺失，我们失去了从容。这就要求我们在生活实践中尽早明白幸福的含义。那么，如何理解幸福？好比烧一个茶杯，土料、泥料要好，师傅的手艺要高超，烧制的时候要经验丰富，才能掌握好火候，上釉的时候釉彩要好、技艺也要好。总之，要烧好一个杯子需要排除多种因素的干扰。你拿任何一个因素都说不清它，因为杯子是个整体，只有将上述因素综合在一起，这件事情才成立。幸福与此类同，它包括功名、利禄、亲情、友情、爱情、衣、食、住、行、健康、空闲……如果我们把其中一项或几项作为追求的目标而忽略其他选项时，渐

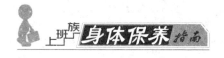

渐地我们会发现离幸福越来越远。此时，我们的内心不是快乐的，而是烦躁、不安，甚至是恐惧的。

纵欲有度，节省元气

"作劳"是什么意思呢？简单地理解，"作"有"劳作"的意思，在中医看来，"作"与肾有关。

"肾者，作强之官，伎巧出焉。"《灵枢·经脉》曰："黄帝曰：人始生，先成精，精成而脑髓生，骨为干，脉为营，筋为刚，肉为墙，皮肤坚而毛发长，谷入于胃，脉道以通，血气乃行。"中医学认为，肾主骨生髓，骨骼是身体里面最坚硬的部分，骨架是否结实取决于肾气的充盈，故肾是作强之官。

"伎巧"如何出于肾？我们今天可以制造汽车、火箭、人造卫星、各种尖端器材，纵然我们本事再大，也不能造出一个人来。人是最复杂的，故世间最大的技巧是造人。过去说"女子无才便是德"，其实女同胞是怀着"大才"呢。

孔子讲："饮食男女，人之大欲存焉。"告子也说："食色，性也。"性就是自然的东西，包括食欲与性欲两个方面。人靠食物来维持生命，故古人说"民以食为天"；另一方面是色，这里指男女之事，没有性行为，人类则无法繁衍。肾精是肾里的精华，是生命的动力，坎卦属水，这生命的动力就像坎卦中的阳爻，是潜藏在水中的真阳。凡事有度，如果纵欲过度，肾精大量消耗，会导致早衰或者夭折。

坎卦

若要健康长寿，真阳必须潜藏好，才能持久地温养生气，如此生命才可长久。如果真阳不得潜藏，或者将真阳派作其他用场，那生气得不到温养，阳气不足，意味着身体内的动力不足，器官的功能随之下降，导致多种疾病发生，甚至缩短寿命。所以，真阳的潜藏和最少的消耗对于生命是至关重要的。有些高热的患者，持续高烧不退，却伴有脉微欲绝、小便清、大便溏等症，这属于真寒假热，体内大寒，将阳气赶至体表所致，中医称为戴阳证。许多危重患者临终前会出现回光返照，这其实也是真阳外越的一个征兆。

在人身上，有真阳来温养生气，可使生命得以延续。而人与天地相应，在自然界里，在我们生存的地球上，真阳类似于我们现在使用的石油、煤与天然气等能源，这些能源要么藏于海底，要么深埋于地下。石油是以液体的形式存在的。煤虽为固体结构，可是其色黑，黑色属水。石油、煤、天然气，这些能源的蕴藏量都不是无限的，总有一天会枯竭。能源即是地球的"真阳"，它就应该潜藏，唯有潜藏，方能温养地球的生气。现在将这些"真阳"开采出来以供我们日用，这个过程实际上是人为地使地球"真阳"外越的过程。大气层的温度越来越高，地壳内的温度越来越低，"温室效应"只是人类的托词罢了。

大家可以仔细地思考，随着能量的大量消耗，地球"真阳"的大量外越，地球生气的温养来源也就逐渐减少。生气日少，生命的前提没有了保障，我们生存的这个地球迟早会崩溃。所以，人类对待地球其实就像我们对待自身一样，节能减排方可长久。大学时代读过日本经营之神松下幸之助的传记，关于能源问题松下先生是乐观的，他认为石油、煤炭枯竭的时候还有太阳能可以供人类使用。学了中医后我知道了，人的阳气折腾没了，生命就终止了，地球亦然。

肾中的真阳，就像煤气罐。煤气罐中的气是一定的，不能再生。这一罐气使用的时间长短完全控制在用户手中，如果节省着用，可能比别人多用十天半个月；但不管烹制什么菜肴，总是用大火，不注意节约，也许人家用一个月的煤气，你可能用二十天就没有了。夫妻生活是要消耗真阳的，合理适度才能避免肾精的透支消耗，生命方能长久。孙思邈在《千金要方》中提出的性生活节律是："二十岁，四日一度；三十岁，八日一度；四十岁，十六日一度；五十岁，二十一日一度；六十岁，闭精而一泄，但体力旺盛者可一月一度。"所以，生活中要根据自己的实际情况，有节制地过夫妻生活，而且按照"法于阴阳"的原则，春、夏次数可以多些，秋、冬次数要少，以避免肾精不必要的消耗。

在"食饮有节"中，我们讲到饮酒的健康问题时，特别强调"醉以入房"也是耗散肾精的不良行为，在醉酒状态下，进行房中之事，肾精不知不觉地过量消耗。而在现代生活中，应酬越来越多，饮酒或醉酒的情况时有发生，这时清醒的一方为了对方的身体健康，最好还是拒绝"醉以入房"。

做到"食饮有节、起居有常、不妄作劳"，按照《黄帝内经》的说法，人就可以"形与神俱，而尽终其天年，度百岁乃去"。读了上述内容，我们应该用一点时间静静地思考一下：生活中，我们做了多少害生的事？种下什么因就会结什么果，种下的是大豆，不会长出玉米。健康就在正确的生活方式和行为中，疾病就是生活中点点滴滴的错误积累。因此，我们不能等疾病降临的时候才如梦方醒，健康一直掌握在你的手中，要想获得健康，从改变自己开始！

第五章

随手解救办公室常见疾患

扫码听书

　　当今人们对于健康的态度：一是将健康寄托于某种技术或若干保健品，将健康交到他人的手里，仔细想来，这些外力是靠不住的；二是只重视疾病的结果，采用去除这个"果"的对抗模式，却忽视了疾病在长期形成的过程中，"我"在生活方式、饮食起居、情绪舒缓等方面的错误行为。

世界卫生组织指出，60％的疾病源于错误的生活方式和不良行为。因此，很多疾病或者症状其实是在长期工作、生活中过度使用身体而导致的。在疾病来袭的时候，与其马上盲目治疗，不如尽快反思自己在生活方面的错误并立即改正，而后再采用合理的治疗方法。

本章的主要内容是针对上班族一些常见的身体状况，给大家提供自我辅助调理的方法。这些方法包括：疏通经络堵塞点以保持气血运行通畅；穴位拔罐以补虚祛瘀；艾灸以补充阳气，温经通络；刮痧以祛瘀通络，清除外邪。此外，还有一些小偏方、小窍门。总之，合理使用这些方法，可以帮助非专业人士实现自我调养身体，使病情得到缓解。

下面的内容我会尽力把调理方法描述得清晰一点、实用性强一些。同时，请大家把问题想得稍微简单一点，多实践几次，也许身体会给你一个大惊喜。当然，这些辅助调理方法为日常保健所用，中医讲究整体治疗，对于具体病症，还要请中医师当面辨证诊断，对症治疗，以免延误病情。

感冒初起

扫码听书

【自我辅助调理方法】

1. 探查肺经，敲揉"孔最穴"，点揉"鱼际穴"，方法见第14页。

2. 探查大肠经，敲揉"手三里穴"，点揉"曲池穴""合谷穴"，方法见第17页、第18页。

3. 探查膀胱经，点揉"昆仑穴"，方法见第34页。

4. 探查胆经，捏揉"肩井穴"，敲揉"风市穴"，点揉"风池穴"，方法分别见第46页、第132页。

5. 探查三焦经，敲揉"四渎穴""消泺穴"，点揉"翳风穴"，方法见第43页。

6. "风门穴""肺俞穴"刮痧，方法见第36页。

【方法释疑】

感冒初起，邪气在表，这时用中医方法来干预，效果不错。

膀胱经是身体的第一道屏障，与外邪抗争会出现恶寒、身痛等症状，治感冒首先要保证它的畅通；肺主皮毛，外邪侵袭身体后，肺脏亦会受损而出现鼻塞、咳嗽、咳痰；肺与大肠相表里，有些人感冒后出现便秘，肠道有热会影响肺；胆经、三焦经属足、手少阳经，为枢机，邪气可以通过少阳经入里，故疏通胆经、三焦经可阻止邪气向内入侵。

上面的方法中，涉及的穴位很多，在探查时还是遵循以前的原则，痛处需要疏理，不痛的穴位不必会。疏理经络后，如果症状没有完全消失，最

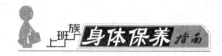

好找中医师当面辨证诊治。如何辨证，请仔细阅读下面的文字。

风寒感冒：恶寒重，发热轻或不发热，无汗，鼻痒喷嚏，鼻塞声重，咳嗽，咯痰白或者清稀，流清涕，肢体酸痛，舌苔薄白，脉浮紧。

风热感冒：微恶风寒，发热重，有汗，鼻塞，流黄浊涕，咯痰稠或黄，咽喉红肿疼痛，口渴，苔薄黄，脉浮数有力。

暑湿感冒：发热不渴，头身困重，头痛如裹，胸闷纳呆，汗出不解，心烦口渴，舌苔白腻而厚，或者微微发黄，脉象浮滑有力。

扫码听书

心脏病

【自我辅助调理方法】

1. 探查心经，捏揉"蝴蝶袖"，点揉"少海穴""腕部四穴"，方法见第28页。

2. 探查心包经，敲揉"天泉穴"，点揉"肘下2寸"，方法见第40～41页。

3. 探查肝经，敲揉"阴包穴"，点揉"太冲穴"，方法见第49页。

4. 探查肾经，点揉"大钟穴""水泉穴""照海穴"，方法见第37～38页。

5. "肾俞穴"拔罐15分钟，拔两天、歇一天，待黑紫颜色消失可停止，方法见第36页。

6. "心俞穴""厥阴俞穴"刮痧。

7. 每日晨起艾灸"关元穴"30分钟，坚持数日。待艾灸2～3分钟，全腹即充满热感时方可停止。

【方法释疑】

我们常说的"心脏病"其实是心脏疾病的总称，包括风湿性心脏病、先天性心脏病、高血压性心脏病、冠心病、心肌炎等。而最可怕、让人们措手不及的是心脏病的急性发作，如抢救不及时则危及生命。每年我们都会看到某英才因心脏病突发而猝死的报道，令人扼腕惋惜。

身体始终都会给我们提供信号，在生活中出现下列现象时，建议做一次心脏检查，以便早期发现心脏病，从而采取有效的防治措施。因此，下面的文字请大家仔细阅读一遍。

◆体力活动时有心悸、疲劳、气急等不适或产生呼吸困难感。

◆劳累或紧张时，突然出现胸骨后疼痛或胸闷压迫感。

◆出现脉搏过速、过慢、短促或不规则。

◆熟睡或做噩梦的过程中突然惊醒，感到心悸、胸闷、呼吸不畅，需要坐起来一会儿才好转。

◆性生活时感到呼吸困难、胸闷或胸痛。

◆饱餐、寒冷、吸烟、看情节紧张的电影或电视时，感到心悸、胸闷或胸痛。

◆在公共场所，容易感到胸闷、呼吸不畅和空气不够。

◆上楼时比以前或比别人容易出现心悸和气急。

◆突然出现一阵心悸、头晕、眼前发黑，有要跌倒的感觉。

◆感冒后轻微劳动也会感到心悸、疲乏，或走路稍快就觉得气急。

◆突然胸部不适而昏倒在地，或有"濒死"的感觉。

◆晚间睡觉枕头低时感到呼吸困难，需要高枕而睡。

◆出现下肢浮肿。

◆手指或足趾末端出现肥大、变形。

◆脸、口唇和指甲出现青紫、暗红等异常颜色。

◆静息时自觉心跳有异常声音，或手掌握触前胸壁心脏部位时有震颤感。

◆妊娠期出现心悸、头晕、气急或浮肿。

◆左肩痛长期不愈。

◆牙痛持续不愈。

在第一章中，我用大量的篇幅介绍了"蝴蝶袖"的出现即是心脏供血不足的一种外在表现，希望读者朋友重视起来，随时注意。有"蝴蝶袖"的朋友，坚持捏揉，促进心经的血脉运行，预防意义十分重大。对于已经确诊为心脏病的朋友，可以按照上述方法疏通心经、心包经、肝经、肾经，将"肾俞穴"拔罐、"心俞穴"和"厥阴俞穴"刮痧等方法做一遍，对养护心脏是有帮助的。

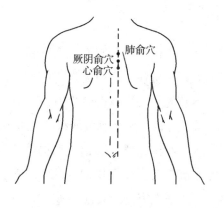

厥阴俞穴
心俞穴
肺俞穴

扫码听书

高血压

【自我辅助调理方法】

1. 探查肝经，敲揉"阴包穴"，点揉"太冲穴"，方法见第49页。

2. 探查肾经，点揉"大钟穴""水泉穴""照海穴"，方法见第37~38页。

3. 探查心经，捏揉"蝴蝶袖"，点揉"少海穴""腕部四穴"，方法见第28页。

4. 探查心包经，敲揉"天泉穴"，点揉"肘下 2 寸"，方法见第40~41页。

5. 探查脾经，敲揉"地机穴""三阴交穴"，方法见第23~24页。

6. 按揉"曲池穴""尺泽穴"，敲揉"悬钟穴"，方法分别见第18页、第15页、第46页。

【方法释疑】

目前对于高血压的治疗思路与糖尿病的治疗思路相似，医者、患者都把注意力盯在了指标上，"血压""血糖"正常，就以为高枕无忧了，却忽视了这个指标背后形成的深层次原因，最终身体会被"并发症"拖垮。

以常见的肥胖者高血压为例，脂肪过多，对血管造成一定的挤压，当管道被挤压以后，动力源（心脏）需要加大动力，才可能使原来的循环保持通畅，动力源的动力加大，管道压力也会随之加大，就形成了高压。若去除垃圾脂肪，血管恢复固有的空间，血压还是问题吗？

现在很多女孩手脚冰凉，这类人群会有高血压的隐患。手脚凉意味着末梢血液循环不好，热量送不过来，其深层次原因是肾气不足而致动力不够，

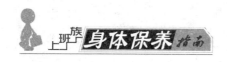

或者经络堵塞而致传递不畅。身体是一个整体，心脏会接到指令，通过增加压力的形式，促使血液流淌至肢体的最远端，而随着血压的上升，大脑首先受不了了，于是出现眩晕。对于此类情况，恢复肾气或者疏通经络，使动力、通路正常，心脏就不会被动加压，血压还是问题吗？

血压升高后，人体产生的直接症状是眩晕。眩晕在中医看来，有肝阳上亢（面红耳赤、烦躁易怒）、肾虚阳亢（腰酸乏力、畏寒肢冷）、痰湿瘀阻（形体肥胖、昏沉乏力）、气血两虚（面色㿠白、失眠健忘）等。尤其是刚刚发病的朋友，可以先反思一下自己的生活方式，辨别是何脏腑的功能不平衡，对症调理一段时间，也许眩晕的症状就消失了。而一旦急于使用降压药，被动控制血压，可能会使真相隐藏起来，最终受损的还是自己。

作为预防或者保健，平时应该照顾好肝、脾、肾、心包、心经络，保持这些经络的畅通。肾气不足的朋友可以艾灸"关元穴""命门穴"，点揉"尺泽穴"，以固本培元。如果眩晕明显，应该刺激"曲池穴""悬钟穴"，它们降压的效果不错。

头痛

扫码听书

【自我辅助调理方法】

偏头痛：探查同侧三焦经，敲揉"四渎穴""消泺穴"，点揉"翳风穴""角孙穴"；探查同侧胆经，捏揉"肩井穴"，敲揉"风市穴""悬钟穴"，点揉"临泣穴"；探查双侧肝经，敲揉"阴包穴"，点揉"太冲穴"。方法分别见第43页、第46页、第49页。

后头痛：点揉膀胱经的"昆仑穴"、胆经的"肩井穴"和"风池穴"。方法分别见第34页、第46页、第132页。

前额痛：探查胃经，敲揉"髀关穴""梁丘穴"，点揉任脉的"中脘穴"。方法见第20页、第132页。

颠顶头痛：探查肝经，敲揉"阴包穴"，点揉"太冲穴"；探查胆经，捏揉"肩井穴"，敲揉"风市穴""悬钟穴"，点揉"临泣穴"。方法分别见第49页、第46页。

头痛如裹：探查脾经，敲揉"地机穴""三阴交穴"，点揉"公孙穴"。方法见第23～24页。

【方法释疑】

"头痛医头，脚痛医脚"，疼痛就吃止疼药，这样的治疗方法肯定不合理。按照经络在头部的走行线路，疼痛位置不同，代表的意义也不一样。偏头痛的位置在三焦经、胆经的循行线路，与三焦经、胆经的气郁化火或者是受寒有关，如果晚上9点钟（三焦经子午流注时间）症状加重，更说明是此二经

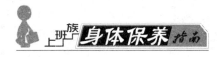

受上述原因堵塞所致；后头痛的位置是膀胱经的领地，多在受寒后发作，伴有项僵，常在午后 3 点钟加重；前额疼痛与胃经受损堵塞有关，年轻人常在过量食用冷饮后发作；颠顶头痛是肝经的问题，多在大怒后发作。还有一种头痛，无固定部位，头昏昏沉沉，仿佛紧紧裹着一块布，术语称之为"头痛如裹"，这是脾虚湿盛所致。

疏通相应经络的堵塞点，可以缓解、治疗相应的头痛。探查三焦经、胆经、膀胱经、胃经、肝经、脾经的堵塞点，哪个穴位疼，就在哪个穴位敲、点、按揉来疏通，每个痛处疏理 10 分钟。

"中脘穴"是任脉的穴位，在胸骨下端和肚脐连接线的中点处，前额疼痛时用食指点揉，如有痛感则继续按揉至不痛为止。"风池穴"位于头项结合部，风寒之邪极易由此进入体内，后头痛时双手食指置于颈部两侧，顺势向上推至枕骨之下的凹陷处，点揉时会有疼痛，按揉 5 分钟。

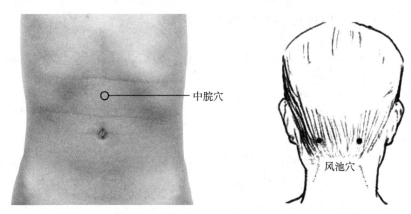

中脘穴

风池穴

前额头痛、后头痛常因诱因而突发，偏头痛、颠顶头痛多时刻相伴，如果通过经络疏理得到缓解或痊愈之后，请不要"好了伤疤忘了疼"，每日探查上述穴位，防患于未然更重要。另外，躲避寒邪、莫贪凉等良好的生活方式才是保养身体的正道。

凌晨易醒

扫码听书

【自我辅助调理方法】

1. 探查肺经，敲揉"孔最穴"，点揉"鱼际穴"，方法见第14页。
2. 探查肝经，敲揉"阴包穴"，点揉"太冲穴"，方法见第49页。

【方法释疑】

常有人在正常睡觉的情况下，在凌晨莫名其妙地醒来，然后翻来覆去睡不着。

人体十二脏腑与一日十二个时辰相对应。在相对应的时辰里，本脏腑的气血最旺盛，此时相应脏器的功能最强，如果脏腑有异常，就会在相应的时间段有提示，如连续3天在固定时间出现异常醒来，可以通过疏通相应的经络来解决，有时会立竿见影。

凌晨1~3点钟莫名醒来，这是肝火过旺，在气血流注到肝经的时间段，火上加火，身体被唤醒，春天的时候这种情况会更常见。如有这种情况，可疏理肝经的"阴包穴""太冲穴"，会痛不可摸，在痛点处敲、揉5~10分钟，3~5天痛感消失，可一觉睡到天亮。

凌晨3~5点钟定时醒来，连续3天，这是因为寅时肺脏气血旺盛、功能最强，发现肺有小恙而将人唤醒，敲揉肺经的"孔最穴"，点揉"鱼际穴"，在痛点处操作5~10分钟，待疼痛减轻后症状亦可消失。

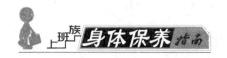

厌食症

扫码听书

【自我辅助调理方法】

1. 探查心经，捏揉"蝴蝶袖"，点揉"少海穴""腕部四穴"，方法见第28页。
2. 探查脾经，敲揉"地机穴"，点揉"公孙穴""太白穴"，方法见第23~24页。
3. 探查胃经，敲揉"髀关穴""足三里穴""丰隆穴"，方法见第20~22页。
4. 点揉"天枢穴""中脘穴"，方法见第21页、第137页。

【方法释疑】

厌食症就是由于怕胖、心情低落而过分节食、拒食，造成体重下降、营养不良甚至拒绝维持最低体重的一种心理障碍性疾病，约95%的患者为女性。由于长期控制进食，甚至还不断地用手指刺激咽部，使吃进的食物再吐出来，这样人为地打乱了自然的进食节奏，导致大脑"见到"食物信号便不再兴奋，消化液分泌减少，胃肠蠕动减慢，面对食物不再有饥饿感，而是真的从心里感觉厌恶、想吐，最后心理、生理反应趋于一致，形成病理性神经反射。

常有报道称国外某模特因厌食症而死亡，用骨瘦如柴来形容那些女孩一点都不过分，看后使人心惊肉跳。上面提供的经络调理方法可以在生理上帮助患者，但厌食症的形成更多的是心理因素，家长、社会力量应共同努力，引导女性对美丽有正确的认识。

另外，要有充足的睡眠，按照自然节律按时睡觉，休养生息，精力会慢慢旺盛起来，食欲感也会增强。前文我也曾提到"优雅女人是睡出来的"。

扫码听书

打嗝

【自我辅助调理方法】

1. 探查心包经，敲揉"天泉穴""肘下2寸"，点揉"内关穴"，方法见第40～41页。

2. 点揉"膻中穴"，方法见第160页。

3. "膈俞穴"刮痧。

4. 取嚏法，方法见第61页。

【方法释疑】

打嗝又称"呃逆"，常在受到寒冷刺激、饱餐、吃饭过快、吃进干硬食物后出现。打嗝常因横隔膜痉挛收缩而引起，虽然大部分打嗝是短暂性的，但也有些人会持续打嗝，如果是在社交场合，常引起尴尬。

打嗝属于气机上逆，疏通心包经有理气解郁的作用，其中，"内关穴"是特效穴，具体操作方法在第一章心包经体检中有详细介绍。如果不能止住呃逆，可以点揉心包经的募穴"膻中穴"，取"膈俞穴"刮痧。"膈俞穴"在第7胸椎（平肩胛骨下角）旁开2指宽处，打嗝由膈肌痉挛引起，"膈俞穴"所在平面恰恰是膈肌的位置，刮痧去除瘀滞后，症状可减轻。

取嚏法也是利气机的好方法，只是取嚏时尽量保护好腰部，避免用力过猛而使腰肌受损。

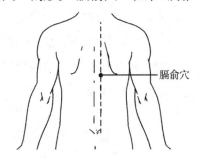

膈俞穴

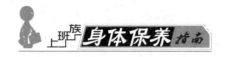

胃病及十二指肠溃疡

扫码听书

【自我辅助调理方法】

1. 探查胃经，敲揉"髀关穴""足三里穴""内庭穴"，方法见第20～22页。

2. 探查脾经，敲揉"地机穴"，点揉"公孙穴""太白穴"，方法见第23～24页。

3. 探查肝经，敲揉"阴包穴"，点揉"太冲穴"，方法见第49页。

4. 探查心包经，敲揉"天泉穴"，点揉"肘下2寸"，方法见第40～41页。

5. 晨起用艾条悬灸"关元穴""中脘穴"，每穴20～30分钟。待艾灸2～3分钟，全腹即充满热感时，方可停止。

【方法释疑】

胃病对于上班族来说比较常见，其实它是许多病的统称。这些疾病有相似的症状，如上腹胃脘部不适、疼痛、饭后饱胀、嗳气、反酸，甚至恶心、呕吐等。临床上常见的胃病有急性胃炎、慢性胃炎、胃溃疡、十二指肠溃疡、胃十二指肠溃疡、胃息肉、胃结石、胃的良恶性肿瘤，还有胃黏膜脱垂、急性胃扩张、幽门梗阻等。

养胃，一是要管住嘴，二是控制好情绪。

管住嘴要食饮有节，在第四章中有详细介绍，这里不再赘述。为什么要控制情绪？因脾胃属土，按照五行生克理论，木克土，肝气亢盛的时候脾胃会受到克制，比如生活中有的朋友在发怒或生闷气后胃病会复发、加重。

我曾经遇到一位胃溃疡的患者，辨证调理了一段时间后，其基本痊愈。

可是过了 3 个月，一天下午他又来找我，说胃部又痛又胀，问其原因，原来上午与同事发生争执，结果胃病复发。这件事让我明白，如果没有舒缓的情绪，这个病是治不好的。因此，医者可调形，但无法治心。如何保持一颗平常心，使情绪不受外界人、事、物所累，需要我们提升修为，这才是养护生命的正道。

扫码听书

肝病

【自我辅助调理方法】

1. 探查肝经，敲揉"阴包穴"，点揉"太冲穴""期门穴"，方法见第49～50页。

2. 探查胆经，捏揉"肩井穴"，敲揉"风市穴""阳陵泉穴"，点揉"临泣穴"，方法见第46～47页。

3. 探查肺经，敲揉"孔最穴"，点揉"鱼际穴"，方法见第14页。

4. 探查肾经，点揉"大钟穴""水泉穴""照海穴"，方法见第37～38页。

5. 探查三焦经，敲揉"四渎穴""消泺穴"，点揉"翳风穴"，方法见第43页。

6. 探查脾经，敲揉"地机穴"，点揉"公孙穴""太白穴"，方法见第23～24页。

7. "肝俞穴""胆俞穴""脾俞穴""胃俞穴"刮痧。

【方法释疑】

肝病是指发生在肝脏的病变，包括乙肝、甲肝、丙肝、肝硬化、脂肪肝、肝癌、酒精肝等多种肝病，为一种常见的危害性极大的疾病，应以积极预防为主。我国是乙肝大国，据估计病毒携带者占总人口的10%，这部分携带者多数来自于母婴传播，在广泛开展乙型肝炎病毒母婴传播阻断技术后，病毒携带者的数量在下降。不过，肝炎本身属于迁延难愈的疾病，养护不好容易转变为肝硬化甚至肝癌。因此，日常的养护尤为重要。

在疏通经络方面，肝病患者需要探查的经络最多，包括疏通肝经、胆经、肺经、肾经、三焦经、脾经，还要在后背"肝俞穴"附近刮痧，去除瘀邪。这么复杂的调理方法也体现了肝病的复杂性，说明肝脏与其他脏腑的关系密切。比如水生木，肾经的畅通对肝脏会有影响。气的左升右降需要肺经的通畅。《金匮要略》曰："见肝之病，知肝传脾，当先实脾。"所以，保持脾经的畅通，也是防止肝病传变的手段。

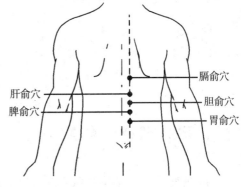

日常生活中肝病患者或者病毒携带者还要注意三方面细节：情绪、饮食、休息。

怒伤肝，肝病患者容易肝气不舒，处于紧绷状态，比较容易激动、烦躁、发怒，这样的情绪表达是一种恶性循环。大丈夫要明屈伸之道，肝也如此，该伸的时候要伸展、张扬，该屈的时候则含蓄、内敛，如果始终处于紧张状态，其结果就是硬化、癌变。那么，如何控制情绪呢？只能从修身养性开始，不被外界事物所干扰，不以物喜、不以己悲，做到者可益寿延年，做不到者则早夭。

肝病患者的饮食以清淡为主，切勿饮酒。前文讲过，酒可以发散阳气，也会使肝处于亢进的状态，我见过不少肝病患者长期酗酒转为肝硬化的病例。

现在人都比较忙，好像总有做不完的事，即使再忙，子时（晚 11 点钟）之前必须上床就寝，夜里 11 点至凌晨 3 点钟是气血在胆、肝最旺盛的时候，养肝胆最好的办法就是按时睡觉，别给肝、胆增添额外的负担。

扫码听书

胆囊炎

【自我辅助调理方法】

1. 探查胆经，敲揉"风市穴""阳陵泉穴""悬钟穴"，点揉"临泣穴"，方法见第46～47页。

2. 敲揉经外奇穴"胆囊穴"，方法见第47页。

3. 探查肝经，敲揉"阴包穴"，点揉"太冲穴"，方法见第49页。

4. 探查肺经，敲揉"孔最穴"，点揉"鱼际穴"，方法见第14页。

5. 探查三焦经，敲揉"四渎穴""消泺穴"，点揉"翳风穴"，方法见第43页。

6. 探查胃经，敲揉"髀关穴""足三里穴""内庭穴"，方法见第20～22页。

【方法释疑】

慢性胆囊炎是最常见的一种胆囊疾病，由于胆囊长期发炎，胆囊壁会发生纤维增厚，疤痕收缩，造成胆囊萎缩，囊腔可完全闭合，导致胆囊功能减退，甚至完全丧失功能。患者主要会有以下两组症状。

症状一：结石一时性阻塞胆囊管，引起胆绞痛的发作，疼痛多位于上腹部或右上腹，持续数分钟至数小时，疼痛可牵涉背部或右肩胛骨处，可伴恶心和呕吐。

症状二：常有腹胀、上腹或右上腹不适、胃灼热、嗳气、吞酸等一系列消化不良的症状，进食油煎或多脂的食物往往会使这些症状加剧。

临床上有的患者，只是感到上腹不舒、嗳气、吞酸等不适，往往误认为自己患了"胃病"。这些患者症在"胃",但根源却在"胆"。

调理慢性胆囊炎以疏肝利胆为主,有些朋友口服疏肝利胆的药物效果不明显,这与经络堵塞、药物难以发挥作用有关,要先疏通肝、胆经络。"胆囊穴"是奇穴,疏理方法在胆经的体检章节有介绍。此外,还可配合疏理肺经,其道理是让体内之气恢复"左升右降",肺气降、肝气升,这个循环建立起来,嗳气、吞酸的症状会有所缓解。

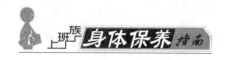

慢性阑尾炎

扫码听书

【自我辅助调理方法】

1. 敲揉、点按"阑尾穴"。
2. 探查大肠经，敲揉"手三里穴"，点揉"合谷穴"，方法见第17页。
3. 艾灸"气海穴"。

【方法释疑】

首先，我们需要确定慢性阑尾炎确诊有4个要素。

1. 有典型的急性阑尾炎发作病史。
2. 反复右下腹疼痛、隐痛或不适。
3. 消化系统功能紊乱，食纳差，消化不良，便秘或烂便交替。
4. 右下腹（阑尾部位）经常性地出现固定压痛。

如果急性发作，出现转移性右下腹痛或初起即为右下腹痛，伴恶心、呕吐等胃肠道症状。右下腹固定压痛、反跳痛，肌紧张，则要马上就医。

自我调理时可刺激"阑尾穴"。此穴是经外奇穴，在"足三里穴"直下1.5～2寸。顺着胫骨前嵴轻敲，"足三里穴"下3指宽附近的最痛点即是该穴。如果手指持续点按感觉疲劳，可以用笔帽代替，每日2次，每次5分钟。艾灸"气海穴"是日本针灸大师泽田健先生的经验，"气海穴"在脐下2指宽处，每日晨起艾灸20分钟，坚持数日，必有益处。

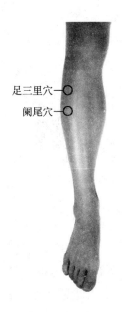

足三里穴—○
阑尾穴—○

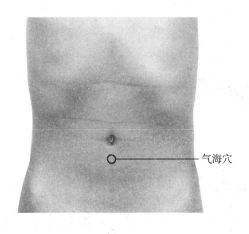

气海穴

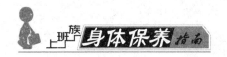

扫码听书

结肠炎

【自我辅助调理方法】

1. 探查大肠经，敲揉"手三里穴"，点揉"合谷穴"，方法见第17页。

2. 探查胃经，敲揉"髀关穴""足三里穴""内庭穴"，方法见第20～22页。

3. 探查脾经，敲揉"地机穴"，点揉"公孙穴""太白穴"，方法见第23～24页。

4. 探查肾经，点揉"大钟穴""水泉穴""照海穴"，方法见第37～38页。

5. 睡前"大肠俞穴"拔罐15分钟，拔两天、歇一天，待罐痕无色后可以停止。女性经期勿拔罐。

6. 晨起艾条悬灸"命门穴""关元穴"，每穴20～30分钟。坚持数日，待艾灸2～3分钟，全腹即充满热感时，方可停止。

【方法释疑】

现在得结肠炎的人不少，这个病起病缓慢，病情轻重不一，迁延难愈。腹泻是结肠炎的主要症状，常排脓血便、黏液血便或血便，多伴有里急后重，有"腹痛→便意→排便→缓解"的特点。

患有慢性结肠炎的朋友多消瘦、乏力、精神不振，这是肠道功能紊乱，营养难以充分吸收，肾精过量消耗所致。我们总认为大肠里面很脏，而这里却是化腐朽为神奇的地方。《素问·灵兰秘典论》云："大肠者，传道之官，变化出焉。"大肠司传化运输和暂时贮存五谷糟粕浊气，使之变化为有形的粪便，正常排出体外。如果大肠传导功能正常，小肠消化后的残渣在大肠停留并发酵的时间、温度正合适，于是化为肾精，这就是"变化出焉"，而且大肠属金，肾属水，体现金生水。

鉴于此，调理结肠炎，需要疏通大肠经、脾经、胃经、肾经，探查这4条经络的堵塞点，在痛点处敲点、按揉即可。"大肠俞穴"在第4腰椎棘突下旁开2指宽，第4腰椎棘突与髂后上嵴相平，很容易找到。"大肠俞穴"拔罐可以帮助恢复大肠的功能。艾灸"命门穴""关元穴"，既温补肾气，又起到固涩收敛的作用，一举两得。

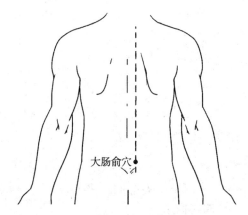

结肠炎常反复发作，多因饮食不当（辛辣、饮酒）、情绪激动、过度疲劳而诱发。所以，管住嘴、舒缓情绪是养护之要。

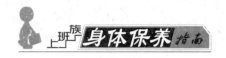

便秘/便溏

扫码听书

【自我辅助调理方法】

1. 探查大肠经，敲揉"手三里穴"，点揉"合谷穴"，方法见第17页。

2. 探查肺经，敲揉"孔最穴"，点揉"鱼际穴"，方法见第14页。

3. 探查脾经，敲揉"地机穴"，点揉"太白穴"或"公孙穴"，方法见第23～24页。

4. "肾俞穴"拔罐15分钟，拔两天、歇一天，待黑紫颜色消失可停止，方法见第36页。女性经期勿拔罐。

5. 点揉"大横穴""天枢穴"，方法见第26页、第21页。

【方法释疑】

习惯性便秘和便溏看似没有关联，可是很多人的大便是便秘与便溏夹杂进行，其实都是肠道功能异常惹的祸。

排便频率减少，一般每2～3天或更长时间排便1次（或每周<3次）即为便秘。便秘产生的原因有多种，包括燥热内结、气机郁滞、津液不足和脾肾虚寒。除了燥热内结，其他3种情况千万别用泻药一泻了之，一时痛快，却耗伤津液、元气，后患无穷。

燥热内结是指热结肠胃，耗伤津液或湿热下注大肠，使肠道燥热，伤津而便秘，这种便秘又称为热秘，伴有口臭、烦躁、舌红、脉数等症状。

气机郁滞由情志不舒、忧愁思虑、久坐少动、久病卧床等引起，致使大肠传导失职而成秘结，粪便不干燥，但排出困难，故又称为气秘。

津液不足常因久病、产后、老年体衰、气血两虚、脾胃内伤、饮水量少、泻下伤阴等，致使大肠津亏失养，便行艰涩，故称为虚秘，老年人居多。

脾肾虚寒是指肾阳虚损，畏寒肢冷；或素有脾阳不足，又贪食寒凉，而致脾肾阳衰，肠道传送无力，大便艰难，此为冷秘。

便溏是指大便不成形，形似溏泥，与腹泻不同，排便次数可不增多，也可次数稍有增多，本症与脾虚有直接的关系。

调理便秘、便溏要疏通脾经、大肠经，由于肺主肃降，保持肺经的通畅可以促进肺气的推动力量。"肾俞穴"拔罐有补肾的作用，以增加肠道的推动力量，点揉"天枢穴""大横穴"的效果也不错。取嚏法（具体方法见第61页）可以协助肺气宣降，补充大肠的推动力，对调理气秘、虚秘有帮助。

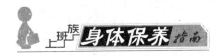

痔疮

扫码听书

【自我辅助调理方法】

1. 探查肺经，敲揉"孔最穴"，方法见第14页。
2. 探查大肠经，敲揉"手三里穴"，点揉"合谷穴"，方法见第17页。
3. 探查、点揉食指外侧第3节中点的痔疮点。
4. 调胃承气汤坐浴。
5. 撮谷道，方法见第72页。

【方法释疑】

痔疮包括内痔、外痔、混合痔，是肛门直肠底部及肛门黏膜的静脉丛发生曲张而形成的一个或多个柔软的静脉团。对于痔疮患者，便血是比较常见的，一般这种情况不会有痛感。严重者大便时肛周出现疼痛，表现为轻微疼痛、刺痛、灼痛、胀痛等。因为痔疮与大肠有关，故自我辅助治疗时首选大肠经与肺经来疏通。其中"手三里穴"与"孔最穴"会有刺痛，如果敲揉时疼痛难以忍受，可以轻轻按揉以尽快疏通。

点揉食指外侧（大肠经的线路）第3节中段，常有刺痛，这是一个反应点（痔疮点），在此处点揉、刮痧均可，反复操作几日，对缓解症状效果明显。资料显示按此法操作可立竿见影，有些人的痔疮可马上回缩。

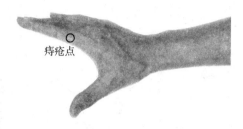

痔疮点

许多患者常因胃肠燥热（便干、舌红、口臭、口渴）而发作，可以用调胃承气汤煎汤熏洗来缓解，此法也比较简单。调胃承气汤的组成：生大黄50克、生甘草50克、芒硝30克，将大黄、甘草加适量温水浸泡30分钟，煮沸15分钟后去渣，加入芒硝，溶解后倒入盆中，先熏后洗，每日2～3次，连用5天。

痔疮患者要养成良好的生活习惯：作息规律，饮食清淡，切忌久坐、久站，还要经常"撮谷道"。

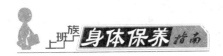

前列腺炎

扫码听书

【自我辅助调理方法】

1. 点揉"肓俞穴"，方法见第39页。

2. 探查肾经，点揉"大钟穴""水泉穴""照海穴"，方法见第37～38页。

3. "肾俞穴"拔罐15分钟，拔两天、歇一天，待黑紫颜色消失可停止，方法见第36页。

4. 撮谷道，方法见第72页。

5. 腹式呼吸，方法见第70页。

【方法释疑】

前列腺是男性特有的性腺器官，被动充血是前列腺炎的重要致病因素。生活中引起被动充血的情形很常见，过度烟酒、作息不规律、久坐久站、性生活频繁或过度自慰、性生活后受寒等都会导致前列腺的异常充血，引起一系列诸如尿频尿急、前列腺痛、尿滴白、性能力下降、精子活力降低等问题。

前列腺组织结构特殊，外围包裹着三层致密、坚硬的脂质包膜，药物不容易渗入腺体内发挥功效；而且腺体内由极其丰富的内质网及间隔组成，血流不丰富。前列腺处的疾患较为难治，难就难在各种药物难以进入前列腺组织中去。

有些患者用药后症状减轻或暂时消失，这是因为微乎其微的药量暂时抑制了病菌，但在停药一段时间后病菌又活跃起来了，病情出现反复。此时患者又开始用药，这样长期反复用药，使患者的肝脏、肾脏、肠胃受到严重损害，还导致病菌产生耐药性。

所以，与其出现前列腺增生、肥大及前列腺炎而反复就医，束手无策，还不如在日常生活中远离不良的生活习惯，通过自我保健来预防疾病的发生。

"肓俞穴"是前列腺在体表的反应点，位于肚脐旁边0.5寸（左、右各一）。大多数前列腺疾病患者，用食指点揉"肓俞穴"时会有压痛，病情轻的压痛轻，严重者压痛重。个别前列腺问题严重的患者，当点揉"肓俞穴"时，尿道口立刻就会有分泌物排出。因此，有前列腺疾患者可以每天早、晚各揉一次"肓俞穴"。

"撮谷道"使盆腔肌肉得到锻炼的同时，对于男性的前列腺问题有很好的防治作用。腹式呼吸可以促进盆腔血流，此法方便易行，如每日坚持下去，可以改善腹部的血液循环，给前列腺等生殖系统脏器营造一个良好的环境。

扫码听书

疝气

【自我辅助调理方法】

1. 探查肝经，敲揉"阴包穴"，点揉"太冲穴"，爪切"大敦穴"，方法见第49～50页。

2. 探查肺经，敲揉"孔最穴"，点揉"鱼际穴"，方法见第14页。

3. 艾灸"阳池穴"（左侧）、"中脘穴"，每穴20分钟，每日1次。

4. 爪切经验穴"上大敦穴"，方法见"方法释疑"。

【方法释疑】

疝气是人体组织或器官部分离开原来的部位，通过人体间隙、缺损或薄弱部位进入另一部位。疝气多是因为咳嗽、喷嚏、用力过度、腹部过肥、用力排便、妇女妊娠、小儿过度啼哭、老年腹壁强度退行性变等原因引起。

中医学认为，疝气的发病原因与以下几个因素有关。

1. 肝气郁滞，因忧思、愤怒、情志不舒、气机不畅、气窜于少腹而发病。

2. 寒湿内停，久坐寒湿之地，或雨淋受寒，致使寒湿之邪侵袭肝经而发病。

3. 中气下陷、房劳过度，伤于正气，致使气虚下陷，患于少腹；或小儿先天禀赋不足；或老年人肝肾亏虚，筋脉松弛；或因脾胃虚弱，中气下陷，升提失职而发病。

自我调理以疏通肝经、肺经为主，以保持气机顺畅，艾灸"阳池穴"（左侧）和"中脘穴"可以提升中气。"阳池穴"在腕背横纹的中点处，古书中言此穴禁灸，但现在用悬灸的方式还是可以操作的。

曾经看过一篇报道，在"大敦穴"附近有一经外奇穴，治疗成人疝气有特殊疗效，被命名为"上大敦穴"。位置在足踇趾上，以患者的足踇趾甲根部为边长，在大脚趾背部做一正方形，踇趾甲根部对边中点处即是此穴，爪切、针刺均可。

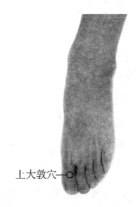

上大敦穴

阳痿

扫码听书

【自我辅助调理方法】

1. 探查肝经，敲揉"阴包穴"，点揉"太冲穴"，方法见第49页。

2. 探查肾经，点揉"大钟穴""水泉穴""照海穴"，方法见第37～38页。

3. 点揉肺经的"尺泽穴"，方法见第15页。

4. 撮谷道，每日3次，每次5～10分钟，方法见第72页。

5. 腹式呼吸，方法见第70页。

注：连续3天有晨勃现象方可同房。

【方法释疑】

阳痿是肝的问题，与肾无关。肝属木，《尚书·洪范》说："木曰曲直。"凡是植物的东西都有这个曲直之性，人体的筋体现的就是曲直作用。四肢为什么能够灵活地屈伸活动？就是靠筋的作用。《灵枢·五音五味》说："宦者去其宗筋，伤其冲脉。"这里的"宗筋"指的就是男性生殖器，宗筋既能曲，又能直。阳痿就是宗筋曲而不直了，这说明肝的疏泄功能出了问题，和肾没有任何关系。现在对待这些问题多用壮阳药物，明明人家要休息，却硬赶着上工，此法看似有效，却是饮鸩止渴，早晚把肝火、肾精透支干净。

静养、疏通相应经络，再加上舒缓的情绪，都有利于肝气的顺畅，给身体一点自我调整的时间，也许就会收获一个惊喜！

早泄

扫码听书

【自我辅助调理方法】

1. 探查肾经，点揉"大钟穴""水泉穴""照海穴"，方法见第37~38页。

2. 探查膀胱经，点揉"昆仑穴""委中穴"，方法见第34页。

3. 探查肝经，敲揉"阴包穴"，点揉"太冲穴"，方法见第49页。

4. "肾俞穴"拔罐15分钟，拔两天、歇一天，待黑紫颜色消失可停止，方法见第36页。

5. 晨起艾灸"关元穴""命门穴"，每穴20~30分钟，坚持数日。待艾灸2~3分钟，全腹皆有热感时可停止。

6. 撮谷道，每日3次，每次5~10分钟，方法见第72页。

注：连续3天有晨勃现象方可同房。

【方法释疑】

早泄是最常见的男子性功能障碍，据说1/3的已婚男性在不同程度上曾经或一直为此而烦恼。一般认为阴茎进入阴道之前，正在进入或刚进入不久即发生射精称为早泄。偶尔出现一次插入障碍或射精过早不能认为是病态，新婚夫妇由于缺少性经验，过于"激动和紧张"，出现"早泄"是正常的。

情绪紧张是导致早泄的心理因素，那么肾气弱、精关不固就是生理原因了。对待早泄问题要从恢复肾气入手，疏通经络，"肾俞穴"拔罐，艾灸"关元穴""命门穴"，此类方法可能见效慢些，但对身体来说是安全的。如果肾气过于虚弱，就要请中医师当面辨证诊治，切勿自己擅用壮阳药。

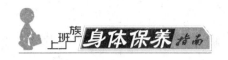
性冷淡

扫码听书

【自我辅助调理方法】

1. 探查肝经，敲揉"阴包穴"，点揉"太冲穴"，方法见第49页。

2. 探查脾经，敲揉"地机穴"，点揉"公孙穴""太白穴"，方法见第23～24页。

3. 探查肾经，点揉"大钟穴""水泉穴""照海穴"，方法见第37～38页。

4. 推腹，每次20分钟，每日2次，方法见第69页。

5. 撮谷道，每日3次，每次5～10分钟，方法见第72页。

6. 晨起艾灸"关元穴""命门穴"，每穴20～30分钟，坚持数日。待艾灸2～3分钟，全腹皆有热感时可停止。

【方法释疑】

性冷淡，通俗地讲即对性生活无兴趣，女性多于男性，症状表现在两个方面：生理症状和心理症状。

生理症状：性爱抚无反应或快感反应不足；性交时阴道无分泌物或分泌物过少，阴道干涩、紧缩、疼痛；无性爱快感或快感不足，迟钝，缺乏性高潮等。

心理症状：对性爱恐惧、厌恶及心理抵触；对性爱有洁癖症及严重的心理阴影；对性爱认识不足，当作义务或程序，投入程度不够；受保守思想的影响，性爱时不主动，感觉羞耻、肮脏。

当女性生殖系统出现问题时，首先要调理肝经、脾经、肾经，推腹的目的是促进气血在中、下焦的运行顺畅。

养形容易，调心难！在爱人情绪不佳时，首先要帮助他（她）消除不良情绪，做好心理保健，此时不应过性生活。假若爱人勉强应付，非但激不起快感，还容易导致性冷漠，甚至伤害夫妻感情。

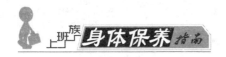

尿路感染

扫码听书

【自我辅助调理方法】

1. 探查肾经，点揉"水泉穴""照海穴"，方法见第37～38页。
2. 探查膀胱经，点揉"昆仑穴"，方法见第34页。
3. 探查肝经，敲揉"阴包穴"，点揉"太冲穴"，方法见第49页。
4. 撮谷道，方法见第72页。

【方法释疑】

尿路感染有急性的泌尿系统症状：尿频、尿急、尿痛、腰痛和（或）下腹部痛。也有人继发全身感染的症状，如寒战、发热、头痛、恶心、呕吐、食欲不振等。现代研究证明，尿路感染95%以上是由单一细菌引起的，病原菌多是大肠埃希菌。女性尿路感染比男性更普遍，女性的尿道相对较短，肛门距离尿道口较近，因而容易感染。

抗生素杀菌是西医学对尿路感染的常规治疗方法。中医学则认为，自身环境的改变给细菌提供了繁衍生息的土壤，受寒、着凉是诱因。尤其是夏天，女性穿着较薄，室内空调温度低，致使公共场合的椅子很凉，女士们若坐上去，过不了多久，尿频、尿急、尿痛的症状就出现了。

这时立即点揉肾经的"水泉穴""照海穴"及膀胱经的"昆仑穴"，便会刺痛难忍，持续按揉3分钟，则痛感下降，尿路的问题会有所缓解。肝经的循行线路环绕阴器，故保持肝经气血运行的顺畅也很有必要，探查、敲揉"阴包穴"，再配合撮谷道，也许发病当天就没事了。

避免痛苦，预防为主。因此，平时要注意会阴部的清洁，远离寒凉。

扫码听书

乳腺增生

【自我辅助调理方法】

1. 探查心包经，敲揉"天泉穴""肘下2寸"，方法见第40～41页。

2. 探查肝经，敲揉"阴包穴"，点揉"太冲穴"，方法见第49页。

3. 探查胃经，敲揉"髀关穴"，掐揉"内庭穴"，方法见第20页、第22页。

4. 探查三焦经，敲揉"四渎穴""消泺穴"，点揉"翳风穴"，方法见第43页。

5. 点揉"膻中穴"，方法见"方法释疑"。

【方法释疑】

女同胞们关注乳腺增生是因为乳房里出现了直观的肿块，对于有形肿块的担忧使我们忘记反思它因何而来。中医学称此类增生为"乳癖"，常因郁怒伤肝、思虑伤脾、气滞血瘀而痰凝成核。说得通俗一点，这有形的肿块，在最初就是一口恶气没有排解掉，郁结在体内，早期只是阻碍气血运行，久之局部气血不能顺利抵达，垃圾不能及时排出，于是痰凝成核。很多朋友在敲揉心包经"天泉穴"的时候，马上打嗝，这就是郁气在排出的缘故。

试想，我们每天有几件真正顺心的事呢？多数时间我们的内心因琐碎的家务、繁重的工作、貌似重要的应酬而忙乱、焦虑、纠结，因不良情绪产生的郁气总要有个发泄的出口吧？可是又突然发现自己好像失去了打嗝、放屁的能力，疏通心包经、肝经、三焦经，就是要恢复人体自身理气解郁的能力。

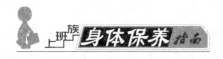

　　胸骨正中，两乳头连线中点处的"膻中穴"是理气解郁的名穴，而且是心包经的"募穴"。自我疏理时，用中指点住穴位，顺、逆时针各点揉3分钟，如果疼痛则要忍住，点揉后出痧、打嗝皆为正常。坚持每日点揉1次，直到穴位不疼痛为止。

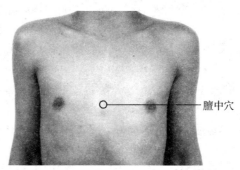

膻中穴

　　为什么要疏理胃经的堵塞点？从经络的走行线路上看，胃经正好压在乳头上，垂直穿过乳房，胃经为多气多血之经络，胃经畅通，可以促进气血运行。心包经、肝经对于预防乳腺增生十分重要，不仅有理气解郁的作用，而且心包经的起点"天池穴"在乳头向外旁开1寸的位置，肝经最后一个穴位"期门穴"在乳头（第4肋间隙）之下第6肋间隙上，接近乳房下缘。"经脉所过，主治所及"。女性朋友如果要预防乳腺疾病，要对身体勤快一点，疏通肝经、心包经、胃经、三焦经这几个堵塞点后，每天抽出3~5分钟，坚持探查就可以了。也许在疏通经络后，你会发现曾经容易焦虑的情绪好像变得缓和了。

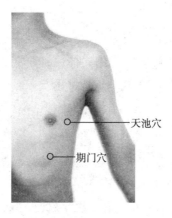

天池穴

期门穴

扫码听书

痛经

【自我辅助调理方法】

1. 探查脾经，敲揉"地机穴""三阴交穴"，方法见第23～24页。
2. 探查肝经，敲揉"阴包穴"，点揉"太冲穴"，方法见第49页。
3. 探查肾经，点揉"大钟穴""水泉穴""照海穴"，方法见第37～38页。
4. 探查膀胱经，点揉"昆仑穴"，方法见第34页。

痛经发作时按上述方法操作效果明显，但平时要养成探查经络的习惯，如遇痛点则点按疏理，以防患于未然。

【方法释疑】

在中医看来，肝、脾、肾三脏对女性的生理周期至关重要。

脾生血，人体通过进食来获取养分，脾的运化功能正常，可以保证吃进体内的食物被充分吸收并转化为水谷精微。脾运化不好，造血量会不足，表现为月经量少、食少纳呆、面色萎黄；脾统血，脾的功能不正常，不能统摄血液，会发生血液溢出脉外的情况，如紫癜、衄血、便血、崩漏等。第一章介绍过崩漏时采用脾经"隐白穴"放血的方法来治疗。

肝藏血，女性月经之血即藏在肝里面。肝属木，木曰曲直，女性来月经，也是一个曲直的过程。月经之血来自于肝，平时血收藏在肝中，月经来临，肝的疏泄功能增强，于是血液排出。月经提前、延后或者月经来临之时牵扯不爽，是肝的疏泄功能出了问题，这类女性朋友一定伴有烦躁、易怒、压抑等肝气不舒的症状，解决痛经当然也要调情志。

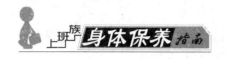

　　肾中藏有生命活动的原动力，《素问·上古天真论》云："女子七岁，肾气盛，齿更发长；二七而天癸至，任脉通，太冲脉盛，月事以时下，故有子；三七肾气平均，故真牙生而长极。"由此看来，肾气的充足是月经正常的生理基础。肾与膀胱是表里关系，当代女性易受寒，膀胱经受寒必然使肾气受损。

　　保持经络的畅通，是肝、脾、肾、膀胱这四个脏腑功能正常的基础。痛经的原因有多种，如寒凝、气滞、血瘀……皆与肝、脾、肾有关。经期疼痛的朋友可以先试着疏通这四条经络，如果效果不明显，再找中医师当面辨证诊治，经络顺畅后，再配合汤药治疗则会事半功倍。

　　每种疾病的出现都不是偶然的，在疾病形成的过程中，一定是我们犯错了，身体才会出现相应的症状。痛经或者月经不调的朋友不妨回忆一下，自己是否持续受寒（冬天穿得少、夏天吹空调）；是否容易焦虑、易怒；是否饮食不规律，营养过剩或不足；是否熬夜赶工，不按时睡觉。这些因素不主动去除，月经是不会正常的。

扫码听书

糖尿病

【自我辅助调理方法】

1. 探查肝经，敲揉"阴包穴"，点揉"太冲穴"，方法见第49页。

2. 探查肾经，点揉"大钟穴""水泉穴""照海穴"，方法见第37~38页。

3. 探查脾经，敲揉"地机穴"，点揉"公孙穴""太白穴"，方法见第23~24页。

4. 探查胃经，敲揉"髀关穴""足三里穴""内庭穴"，方法见第20~22页。

5. 探查三焦经，敲揉"四渎穴""消泺穴"，点揉"翳风穴"，方法见第43页。

6. 探查胆经，敲揉"风市穴""阳陵泉穴""悬钟穴"，点揉"临泣穴"，方法见第46~47页。

7. 捏脊3~5遍，每日2次。

【方法释疑】

糖的主要作用是为身体的组织器官提供能量，血糖为什么会升高呢？西医学认为这是胰岛素不足所致。过去治疗糖尿病的方法是设法补充胰岛素，或是刺激胰岛细胞的分泌。但现代研究表明，胰岛素的不足只是一个方面，而更主要的原因是机体组织细胞对糖的利用发生障碍。糖游离在细胞外，看似血糖很高，而真实的情况却是机体组织细胞内处于缺糖的状态，久之肌肉缺乏养分而松弛。正是因为组织内处于这样一种糖缺乏的状态，机体启动各种方法来设法补充，患者能够直接感受到的就是易饥，要多食，这是身体的

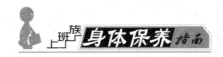

本能。因此，治疗糖尿病的关键问题是要设法解决糖的利用问题。

糖尿病属于糖的代谢利用障碍。糖是甘味，五行属土，糖的代谢、利用障碍，是土系统的障碍。我们取象比类，古人云："人之有血脉，如大地之有江河。"血中糖分过多的病理情况放到自然界里，实际上就是水中的土太多了。土本来是大地用来生养万物的，可现在却跑到河里去了。为什么土会流失？源于树木砍伐，植被减少。所以，这个病好像是土的问题，土不安分，跑到水里来捣乱，可实际上却是木的问题。

因此，调理糖尿病要从脾胃入手，但一定要配合疏肝理气。我有一位朋友，平时血糖处在临界的状态，他的体会是：只要熬夜或者情绪焦虑，血糖马上升高。熬夜、生气都会伤肝，糖尿病患者更要遵循自然规律来安排作息时间，保持情绪的从容淡定。为什么要捏脊呢？《素问·金匮真言论》云："中央为土，病在脾，俞在脊。"这个"脊"，就是脊柱（包括其两侧），也就是人们常说的"里脊"的位置，每天捏脊可以起到健脾和胃的作用。

肥胖

扫码听书

【自我辅助调理方法】

1. 探查脾经，敲揉"地机穴""三阴交"，点揉"公孙穴""太白穴"，方法见第23～24页。

2. 探查胃经，敲揉"髀关穴""足三里穴""丰隆穴"，点揉"天枢穴"，方法见第20～22页。

3. 探查肾经，点揉"大钟穴""水泉穴""照海穴"，方法见第37～38页。

4. "肾俞穴"拔罐15分钟，拔两天、歇一天，待黑紫颜色消失可停止，方法见第36页。女性经期勿拔罐。

5. 晨起用艾条悬灸"关元穴""中脘穴""命门穴"，每穴20～30分钟。

局部肥胖调理：①大腿肥胖：探查肝经，敲揉"阴包穴"，点揉"太冲穴"；探查胆经，敲揉"风市穴""悬钟穴""临泣穴"，方法分别见第49页、第46页。捏揉大腿内侧赘肉。②腹部赘肉：见第一章的胆经体检（第47页）。③上臂"蝴蝶袖"：见第一章的心经体检（第29页）。

【方法释疑】

现代人以瘦为美，追求骨感，故女人们一年四季纠结于自己的体形。因为怕胖，担心身材变形，有些女士不吃主食而吃水果；生孩子不顺产而剖宫产；不母乳喂养而让孩子喝奶粉；不该运动的时候拼命折腾出汗……

我们把脂肪当作身体发胖的敌人，殊不知，皮下紧致、细腻的脂肪是有益的，是身体的保温层。好脂肪不仅是保温层，更重要的是可以储存能量，在长期营养匮乏后，人变瘦了，就是因为人体为了保证身体的能量供应而消耗了平时储存的脂肪。

垃圾脂肪不仅没有保温、储存能量的作用，还会阻碍气血的运行，比如"游泳圈""小肚腩"。这类脂肪呈絮状，捏揉时有颗粒状的感觉，疼痛难忍。由于气血运行不畅，垃圾脂肪会越积越多，反过来进一步影响营养、废物的代谢。

举个直观的例子：过去生活条件艰苦，过年时家里买肥猪肉炼油，能炼出油的肥肉是色泽白腻、紧致，与肉皮紧密连接的。而炼不出油的脂肪色泽灰暗、颗粒明显、松松垮垮，与肉皮连接松弛，轻轻一拽就掉下来了。减肥，我们要把这些垃圾脂肪赶走，留下好的脂肪。

身体的垃圾脂肪是如何形成的呢？多数人源于脾虚，脾主肉，脾的运化功能失常，不能将食物充分转化，进而形成垃圾脂肪堆积于腹部。大部分女性在生完孩子后发胖，赘肉形成，这是肾气不足所导致的。胃像一口大锅，食物在里面腐熟后，易于消化，胃能否将食物充分腐熟，取决于锅底下的火，也就是脾肾的阳气是否旺盛。

减肥首先要恢复脾、肾的功能，疏通脾经、胃经，"肾俞穴"拔罐和艾灸应该坚持做，待脾的运化能力增强后，自然可使肌肉变得有弹性。"五谷为养"，合理饮食是健脾最有效的方法。五谷是种子，是植物的精华，一把小米能长出一片地的谷子，可见其生命力之强大，其为我们提供的潜在能量无与伦比。所以，吃饭要细嚼慢咽，让每一粒粮食都变成精微物质并被身体吸收，成为支持身体的能量，有了能量，身体才能把垃圾物质清理掉。五谷易消化，还可以减轻胃的消化负担，什么东西省着点用都是有好处的。建议有"多吃饭、易发胖"观点的人，给自己7天的时间，多吃主食，看看会不会增加体重，用实际行动验证一下。减肥应从关爱身体开始，而不是糟蹋、折腾身体。

对付相应经络的赘肉，局部仔细捏揉是最有效的方法，初期会很痛，坚持几日，痛感自会下降，持续刺激，肌肉慢慢会变结实。

痛风

扫码听书

【自我辅助调理方法】

1. 探查肾经，点揉"大钟穴""水泉穴""照海穴"，方法见第37～38页。

2. 探查肝经，敲揉"阴包穴""太冲穴"，方法见第49页。

3. 探查小肠经，点揉"后溪穴"，方法见第31页。

4. 探查心经，捏揉"蝴蝶袖"，点揉"少海穴""腕部四穴"，方法见第29页、第28页。

5. 探查脾经，敲揉"地机穴"，点揉"公孙穴""太白穴"，方法见第23～24页。

6. 两侧"天宗穴"拔罐15分钟，拔两天、歇一天，待紫黑色罐痕消退时方能停止，方法见第31页。

7. 每日晨起艾灸"关元穴"30分钟，坚持数日。待艾灸2～3分钟，全腹即充满热感时方可停止。

【方法释疑】

痛风发作时相当痛苦，我身边就有这样的朋友。西医学认为，痛风是嘌呤代谢紊乱所致的一种疾病，是细小针尖状的尿酸盐的慢性沉积。其临床表现为高尿酸盐结晶而引起的痛风性关节炎和关节畸形，会出现红、肿、热、痛的症状，只有饱受痛风煎熬的人才会有痛不欲生的感觉。如不及时治疗，会引起痛风性肾炎、尿毒症、肾结石等多种并发症。痛风多夜间及凌晨突发，1～2周内可缓解。

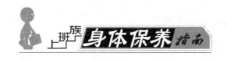

为何会出现嘌呤代谢紊乱呢？这与蛋白质的代谢有关。蛋白质本身并不含嘌呤，但是蛋白质降解为氨基酸，氨基酸在降解的过程中会产生一些代谢中间产物（如嘌呤）。我们大胆地推断一下，小肠是蛋白质消化、吸收的主要场所，肠道环境正常，蛋白质的吸收过程就更完全，嘌呤的代谢则趋于正常。

医学研究证实，小肠是人体最大的消化器官，里面含有各种消化酶，这些酶是食物进行化学反应的催化剂，酶的工作好坏取决于肠道内的温度（最佳温度为37℃），温度过低就会降低消化酶的工作效率而影响营养的吸收，并产生额外的化学产物。小肠与心为表里关系，俗话也说"热心肠"，说明人的心、肠都应该是热的。而如今过多地摄入寒凉之物，直接导致小肠的温度下降，影响营养的充分吸收。为什么喝冰啤酒、吃海鲜容易导致痛风发作？冰啤酒、海鲜皆为寒凉之品，海鲜蛋白在异常的小肠环境中肯定不能完全转化为人体蛋白。

人体是极其复杂的，逃生的手段不止一种，嘌呤稍高，还可以通过肝脏解毒、肾脏排泄废物来减少其对身体的损伤。当然，过高就不行了，超过人体的承受能力则会逐渐发病。所以，我觉得要想解决痛风的问题，在管住嘴的同时，要改变自身的状况，恢复小肠的热度、肝脏的解毒能力、肾脏排解废物的功能。我在临床上仅遇到过两例痛风患者，都是采用上面的方法进行调理的，相应经络上的堵塞点痛感都很强烈，"天宗穴"的颜色也很黑，调理后均取得了满意的效果。

鼻炎

扫码听书

【自我辅助调理方法】

1. 探查肺经，敲揉"孔最穴"，点揉"鱼际穴"，方法见第14页。

2. 探查大肠经，敲揉"手三里穴"，点揉"合谷穴"，方法见第17页。

3. 探查膀胱经，点揉"昆仑穴"，方法见第34页。

4. 探查胃经，敲揉"髀关穴""丰隆穴"，方法见第20页。

5. 探查肾经，点揉"大钟穴""水泉穴""照海穴"，方法见第37~38页。

6. 每日晨起艾灸"中脘穴""关元穴"，每穴20~30分钟。待艾灸2~3分钟，热感即充满全腹时方可停止。

【方法释疑】

鼻炎的发生越来越低龄化，持续鼻塞、流涕、打喷嚏是人们最痛苦的症状，有人还伴有头痛、头昏。有的人一年四季发病，只要空气冷热有些许变化，就没完没了地打喷嚏；有的人则只是在春暖花开的时候，喷嚏不停。治疗鼻炎的方法多数以堵为主，努力寻找敌人（过敏原），然后躲避之，或者用强力的抗过敏药物止住喷嚏、鼻涕。

也许我们在打喷嚏的时候只是想着赶紧停下来吧，头昏脑涨太难受了，而忘记静下心来想一想，人为什么要打喷嚏？在鼻腔吸入异物或者主动刺激的时候，正常人会打喷嚏，那么这种异物可以是有形的，也可以是无形的，比如寒气。生活中我们会发现，幼儿由一个较热的空间突然进入空调房，马上会打几个喷嚏，将侵入身体的寒邪通过喷嚏的形式赶走。同样的情形，成年人的反应却没有孩子敏感，这说明幼儿的生长能力强，阳气旺盛，所以敏感，反应强烈。

　　夏天喝冷饮、吹空调，寒气聚集于体内，在春天阳气生发的时期，身体与自然相呼应，正气萌动，开始通过鼻子这个通道祛除体内的寒气。日本人将春天发作的鼻炎称为"花粉症"。花粉是种子植物特有的结构，生长力旺盛，人体吸入之后，也会促进阳气的生发，结果表现为喷嚏不断，一把鼻涕一把泪。我的弟弟 2001 年去日本留学，第二年回国探亲时就开始出现鼻炎症状，究其原因就是穿得少、喝得凉，没多久身体内部便寒气袭人。据他介绍，日本治疗"花粉症"的药物十分厉害，服用 10 分钟，鼻涕就不流了，不过服药后一定不能开车，因为会困倦。人为什么会睡着？阴气上升、阳气下降，动力减慢，就会困倦，故那些抗过敏的药物实际上是使阳气下降，机体的敏感度随之降低，不能主动排出寒气。服用抗过敏药物后，喷嚏、鼻涕没有了，可寒气依然存在体内，阳气再萌动，症状又会出现。明白了原因，我们就要想办法将寒气赶走，这是解决鼻炎问题的关键。

　　寒气容易侵袭膀胱经和胃经，故有些朋友下午 3 ~ 5 点钟感到困倦，这是膀胱经气血旺盛，主动排寒后，消耗气血，身体要休养生息的正常反应，此类患者还伴有颈部僵硬、后头痛的现象。脾胃受寒多数来源于饮食，此类患者前额头痛居多，这正是胃经的领地。疏通上述经络的同时，可用艾灸的方式补充阳气（久嚏消耗元气）、祛除寒气。有朋友在操作的时候会突然出现症状加重，这是寒气加速排出的表现，给身体 3 天时间，如果症状无缓解，再找中医师当面辨证诊治也来得及。

　　另外，调理身体的同时要开源节流，远离寒凉的环境，千万不能贪凉。

鼻出血

扫码听书

【自我辅助调理方法】

1. 探查肺经，敲揉"孔最穴"，方法见第14页。
2. 探查肝经，敲揉"阴包穴"，点揉"太冲穴"，方法见第49页。
3. 独头蒜片贴"涌泉穴"，左鼻孔出血贴右侧，右鼻孔出血贴左侧。
4. 中指根部系绳，缠紧。

【方法释疑】

　　上面讲的止鼻血之法，适合于偶尔出血的情况。如果频繁、大量出血，还是要尽快去医院检查、治疗。多数鼻子出血为单侧，出血量多少不一，轻者涕中带血、数滴或数毫升，重者可达几十毫升甚至数百毫升，导致失血性休克。少量出血可自止或自行压迫后停止，流鼻血时切勿仰头止血，以免大量的血液涌入气管，造成窒息。

　　鼻出血属于中医学"衄血"的范畴，常因肝气上冲所致，故要疏理肝经，使肝气顺畅、条达；因为肺开窍于鼻，故疏理肺经的"孔最穴"，其为肺的郄穴，止血效果好。

　　中指系绳、蒜片贴"涌泉穴"属民间验方。中指系绳要扎紧，但对于小朋友要随时检查，不能长时间紧系。给小孩用蒜片贴"涌泉穴"时，时间也不要超过15分钟，以免起泡。

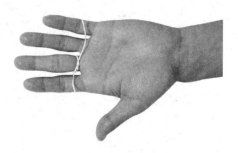

中指根部系绳

春天阳气上升，这个季节小儿及年轻人阳气旺，容易出现流鼻血的情况，如果出血量不大，不必惊慌，按上述方法操作即是。有人感冒退烧后，有流鼻血的现象，这是正常的，《伤寒论》第46条云："太阳病，脉浮紧，无汗，发热，身疼痛，八九日不解，表证仍在，此当发其汗。服药已微除，其人发烦目瞑，剧者必衄，衄乃解。所以然者，阳气重故也。"

中老年朋友鼻出血不止时，首先要测量血压，如血压超高，在疏理肝经的同时，可以合理口服降压药。再次提醒大家，如果持续流血不止，要立即就医。

慢性咽炎

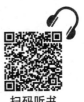

扫码听书

【自我辅助调理方法】

1. 探查肺经，敲揉"孔最穴"，点揉"鱼际穴"，爪切"少商穴"，方法见第14～15页。

2. 探查肾经，点揉"大钟穴""水泉穴""照海穴"，方法见第37～38页。

3. 探查脾经，点揉"太白穴"，方法见第24页。

4. 挤按"天突穴"，方法见"方法释疑"。

【方法释疑】

用嗓过度、环境污染、贪食寒凉、常服寒凉药物，导致咽炎的发生趋于低龄化。内、外部因素难以全部去除，故此病久治不愈，医学上称之为"慢性咽炎"。

慢性咽炎的症状：咽部不适感、异物感，咽部分泌物不易咯出，咽部痒感、烧灼感、干燥感、刺激感或微痛的感觉，常在晨起时出现刺激性咳嗽及恶心、干呕，由于分泌物少且不易咳出，患者常表现为习惯性地干咳及清嗓子咯痰动作，若用力咳嗽或清嗓子可引起咽部黏膜出血，造成分泌物中带有血丝。

在咽喉痛痒、发干的时候，可以用拇、食指挤按"天突穴"，此穴位于颈部，两锁骨中间，胸骨上窝中央。几分钟后喉咙会有滋润的感觉。

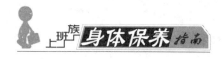

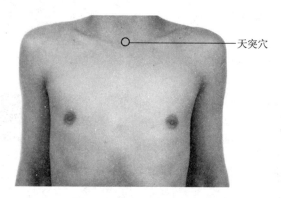

天突穴

挤按"天突穴"治标效果不错，如要治本，可根据"经脉所过，主治所及"的道理，选择疏通肺经、肾经、脾经的经络堵塞点，使气血运行顺畅，可辅助治疗咽炎。《灵枢·经脉》对于这三条经络在咽喉部的循行是这样描述的："肺手太阴之脉……上膈属肺，从肺系横出腋下……"；"肾足少阴之脉……入肺中，循喉咙，挟舌本……"；"脾足太阴之脉……上膈，挟咽，连舌本，散舌下……"对上述穴位敲、点、按揉的时候，哪处疼痛就进行重点疏理，尤其是"水泉穴""照海穴"，可能会痛不可摸，要有心理准备，每日多刺激几次，痛感下降时咽部会立即清爽。

对于慢性咽炎的养护，一定要远离寒凉，避免用嗓过度，慎服清热利咽的药物，这类药物短时间内可使喉部清爽，但不治本，并损耗阳气。

扁桃体炎

扫码听书

【自我辅助调理方法】

1. 探查肺经，敲揉"孔最穴"，点揉"鱼际穴"，方法见第14页。
2. 探查大肠经，敲揉"手三里穴"，点揉"合谷穴"，方法见第17页。
3. 探查膀胱经，点揉"昆仑穴"，方法见第34页。
4. 探查肾经，点揉"大钟穴""水泉穴""照海穴"，方法见第37～38页。

【方法释疑】

急性扁桃体炎常发生于儿童及青少年，临床分为全身症状及局部症状。

全身症状：起病急，寒战，高热，体温可达39～40℃，一般持续3～5天，尤其是幼儿可因高热而抽搐、呕吐或昏睡、食欲不振等。

局部症状：咽痛是最明显的症状，吞咽或咳嗽时加重，剧烈者可放射至耳部，此乃神经反射所致，幼儿常因不能吞咽而哭闹不安。儿童若因扁桃体肿大而影响呼吸时，可妨碍睡眠，夜间常惊醒不安。

按照中医学的理解，扁桃体是"三阳"（太阳、阳明、少阳）的门户，因与外邪抗争而经常受累。小儿的扁桃体发炎常伴随感冒而引起，可以通过疏通肺经、大肠经、肾经、膀胱经来辅助调理。

身体的任何一个器官都是有用的，虽然科技很发达，摘除扁桃体也有微创技术，但对于扁桃体反复发炎的年轻人，还是不要轻易将其摘除。医生常认为扁桃体的作用不大，却容易滋生祸端，诱发感冒，不如一切了之。可是，扁桃体是重要的免疫器官，是"三阳"的重要门户，经常肿大，说明"三阳"存在外邪郁滞。若不将郁滞发散，而将反映郁滞的器官切除，那么矛盾可能会继续，甚或邪气入里，悄悄地影响五脏（"三阴"）的功能。

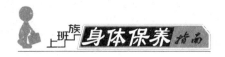

牙痛

扫码听书

【自我辅助调理方法】

下牙痛：探查同侧大肠经，敲揉"手三里穴"，点揉"合谷穴""下关穴"，见第17页、第177页。

上牙痛：探查同侧胃经，敲揉"髀关穴"，点揉"上关穴"，掐揉"内庭穴"，方法见第20页、第22页、第177页。

小偏方：切一小片生姜，咬在痛处；花椒一粒，咬在痛处。

注：上述方法不适于牙神经受损的牙痛。

【方法释疑】

几乎每个成年人都有过牙痛的经历，牙疼不算病，疼起来真要命。除了龋齿、牙髓炎等牙神经受损的牙痛，都可以按照"经脉所过，主治所及"的理论来调理。

对待牙痛，我们首先要分清是上牙疼痛还是下牙疼痛，不同的位置代表的意义不一样。上牙在胃经的循行线路上，"胃足阳明之脉……入上齿中，还出挟口，环唇，下交承浆"。下牙在大肠经的循行线路上，"大肠手阳明之脉……其支者从缺盆上颈，贯颊，入下齿中，还出挟口，交人中，左之右，右之左，上挟鼻孔"。

上牙疼痛，要探查同侧胃经的堵塞点"髀关穴"，疏理方法见第一章胃经体检（第20页），待"髀关穴"疼痛下降或消失后，再掐揉同侧的"内庭穴"，穴位痛感下降后，牙痛可缓解或者消失。

下牙疼痛，依次探查同侧大肠经的堵塞点"手三里穴""合谷穴"，疏理方法见第一章大肠经体检（第17页）。

对于急性上、下牙痛，可用拇指对应点揉"上关穴"或"下关穴"，止痛效果较好。"下关穴"在颧骨与下颌之间的凹陷处，合口有孔，张口即闭。"上关穴"位于耳前，"下关穴"直上，当颧弓的上缘凹陷处。一般情况下，点揉2~3分钟痛止。这种方法的缺点是止痛治标的效果尚可，要想彻底止痛，需要配合敲揉大肠经或胃经的穴位。

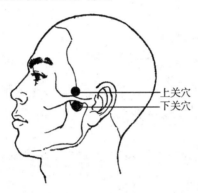

上关穴
下关穴

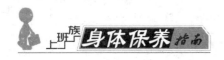

扫码听书

口臭

【自我辅助调理方法】

1. 探查胃经，敲揉"髀关穴""内庭穴"，方法见第20页、第22页。
2. 探查心经，捏揉"蝴蝶袖"，点揉"少海穴""腕部四穴"，方法见第29页、第28页。
3. 探查心包经，敲揉"天泉穴"，点揉"肘下2寸"，方法见第40～41页。
4. 探查大肠经，敲揉"手三里穴"，点揉"合谷穴"，方法见第17页。

【方法释疑】

现在重口味的东西大行其道，可是口气太重却令人讨厌，不仅患者自己心里不舒服，给社交活动也带来麻烦。现代研究统计，80%～90%的口臭来源于口腔。于是，各种去除口味的牙膏、口香糖、漱口水粉墨登场。

中医学认为，口臭的根源在肠胃。口腔位于整个消化系统（食道、胃、小肠、大肠等）的上口，由于胃肠功能异常，吃进来的食物在胃肠消化、储留、发酵的时间过长，结果味道就返上来了。胃肠功能异常影响身体的不仅是口味，食物残渣反复发酵会产生毒素，这些毒素入血，伤害其他脏腑。

要想口气清新，恢复胃肠功能是正道。"内庭穴"是清胃火的常用穴位，疏理"手三里穴""合谷穴"可使大肠经的气血运行顺畅，促进肠道蠕动。口臭属于火，清心火也是必要的，疏通心经、心包经，既清口气又保护心脏，一举两得。

口腔溃疡

扫码听书

【自我辅助调理方法】

1. 探查脾经，敲揉"地机穴"，点揉"太白穴""公孙穴"，方法见第23~24页。

2. 探查胃经，敲揉"髀关穴"，掐揉"内庭穴"，方法见第20页、第22页。

3. 探查心经，捏揉"蝴蝶袖"，点揉"少海穴""腕部四穴"，方法见第29页、第28页。

小妙招：在溃疡面涂抹红糖；或用棉棒蘸取少许冰硼散，涂在患处。坚持2~3天，创口即可愈合。

【方法释疑】

生活中难免有些小疾患，虽然不影响我们的正常生活，却会平添不少痛苦和烦恼，口腔溃疡就是其中一种。口腔溃疡，又称为"口疮"，是发生在口腔黏膜的表浅性溃疡，可从米粒至黄豆大小，发展成圆形或卵圆形，溃疡面凹陷，周围充血。从小到大，每个人都得过口腔溃疡，有时可自愈，有时却迁延难愈。

中医学认为，"口疮"与心、脾两脏有关。脾开窍于口，口与脾的功能是统一协调的，脾主肉，故脾虚容易导致口腔溃疡。如果心火亢盛，上炎熏灼口舌，或心火下移于小肠，循经上攻于口，也可致口舌生疮。因此，疏通脾经、胃经、心经的堵塞点，使相应脏腑的功能得到最大的发挥，气血运行回

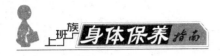

归正常，提高机体的自愈能力。在探查经络堵塞点时，依旧是哪个点痛则疏通哪个穴位。

溃疡面涂抹红糖适用于脾虚所致的溃疡，因为红糖属土，补脾的效果好，涂抹在溃疡面上有修复作用。冰硼散适合于心火亢盛所致的口舌生疮，患者伴有口臭、心烦、大便秘结、溃疡面红肿起泡等症状。

颈椎病

扫码听书

【自我辅助调理方法】

1．按揉颈部、肩部，放松局部僵硬的肌肉，捏拿"肩井穴"，方法见第46页。

2．点揉小肠经的"后溪穴""肩贞穴"，方法见第31页。

3．"天宗穴"拔罐15分钟，拔两天、歇一天，待黑紫颜色消失可停止，方法见第31页。

4．在脊柱颈部两侧、肩部从上至下刮痧。

5．敲揉肝经的"阴包穴"，点揉"太冲穴"，方法见第49页。

6．上肢平举拉伸，方法见第70页。

【方法释疑】

颈椎病是常见病，久坐办公室的人颈椎常不好。慢性劳损是其发病的首要因素，多数人的颈椎问题只是"果"，开始是肌肉疲劳，进而使韧带受损，然后引起局部出血水肿，发生炎症改变，最终导致骨质问题，影响局部的神经及血管。在这一过程中，颈部肌肉的感觉依次是：酸、紧、硬、痛。颈部肌肉的慢性劳损多数因为持续不良的姿势而导致：长时间低头工作，躺在床上看电视、看书，喜欢高枕，长时间操作电脑，剧烈旋转颈部或头部，在行驶的车上睡觉……

缓解颈椎病，首先要摆脱上述不良姿势，每天多进行"上臂平举拉伸"运动，使僵硬的肌肉得以舒缓。肌肉由酸变硬、发僵、疼痛的过程是气血供

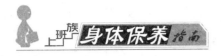

应不足，肌肉失去养分所致。好比夏日炎热干旱，大地板结变硬，这时要先松土再浇水，不然水分就会流失，无法滋养植物。同理，按揉颈肩部僵硬的肌肉，犹如松土，肌肉放松之后，气血可以流动过来，运送养分，带走垃圾。

捏拿"肩井穴"、点揉"肩贞穴"、"天宗穴"拔罐、颈肩部刮痧的目的是促进颈肩部经络的畅通，去瘀生新，恢复局部肌肉的功能。需要注意的是，刮痧时力量要轻柔，是否出痧与力量大小无关，瘀滞的部位较浅则容易出痧，病位深时出痧少，此类情况可拔罐。

也许有的朋友不知道，颈椎与"肝"的关系密切，仔细观察周围的朋友，你会发现脾气耿直的人，颈椎都不好。这是为什么呢?《素问·金匮真言论》云："东风生于春，病在肝，俞在颈项。"古人认识到肝与外界天地相联系的通道在"颈项"，故脾气大、易发火、肝气不舒的人，颈椎多有问题。在实践中，当左关（肝）脉出现弦脉时，这个人的颈椎一定不好。因此，通过调理使肝气顺畅，可以改善颈椎的功能。相反，把脖子揉软后，好多人发现脾气也变好了。

肩周炎

扫码听书

【自我辅助调理方法】

1. 点揉患处小肠经的"肩贞穴"结节，方法见第31页。
2. "天宗穴"拔罐15分钟，拔两天、歇一天，待黑紫颜色消失可停止，方法见第31页。
3. 用力点按对侧"阴陵泉下1寸"，方法见第25页。
4. 点揉患侧"极泉穴"，方法见第29页。

【方法释疑】

肩周炎是令人十分痛苦的疾病，发病年龄多在40岁以上，女性的发病率略高于男性，左侧多于右侧，亦可两侧先后发病。随着病程的延长，疼痛范围扩大，并牵涉上臂中段，同时伴有肩关节活动受限。如欲增大活动范围，则有剧烈的刺痛发生，严重时患肢活动受限，不能梳头、洗脸和扣腰带。

中医学称肩周炎为"漏肩风""冻结肩"，小肠经堵塞、气血运行不畅是发生本病的重要因素。因此，肩周炎患者患侧小肠经的"肩贞穴"有结节，用拇指点揉时刺痛难当，说明此处气血瘀滞，这个点要忍痛揉开。小肠经气血凝滞的主要诱因是寒凝，在"天宗穴"拔罐，如果颜色紫黑，说明寒气较重，可以按照上面描述的方法，通过拔罐排出小肠经的寒气，以活血祛瘀，促进局部气血的运行。

在第一章脾经体检部分，介绍了一个奇妙的穴位"阴陵泉下1寸"，其在"董氏奇穴针灸"中称为"天皇穴"。肩关节活动受限的患者，可以请人用拇

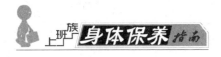

指用力点住患肩对侧"天皇穴",患者同时忍痛活动患肢,逐渐加大幅度,待指下疼痛减轻后,肩部的活动会明显加强。如果"阴陵泉下1寸"痛感不明显,则要向下依次探查,有人在"地机穴"上0.5寸的位置有一个最痛点,这是"董氏奇穴针灸"中的"天皇副穴",操作方法同上。对于肩周炎的治疗,还可以配合弹拨心经的"极泉穴",如有痛感则要花点时间按揉、弹拨开,其作用也是促进肩部的气血运行。

肩周炎的养护重在平时,摸墙训练是不错的方法。身体站直,用手摸面前的墙,由低到高,用食指和中指交替慢慢向上摸,摸到自己能够耐受的高度,做一个记号,下一次争取摸得更高。每天训练2～3次,每次15～20分钟,越摸越高。需要提醒的是,摸墙时身体保持正直,不要侧弯。这种锻炼方法对肩周炎的恢复有很大的帮助。

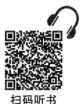

扫码听书

急性腰扭伤

【自我辅助调理方法】

1. 点揉"后溪穴"，方法见第31页。
2. 点揉"人中穴"，方法见"方法释疑"。
3. 点揉"腰痛点"（手背小指与无名指延长线分叉处）。

小妙招：用淡盐水点在患侧眼角的内侧，3～5 滴即可。

【方法释疑】

　　年轻人常常因为搬动过重的物品或者姿势不当，瞬间导致腰扭伤，使腰部的肌肉、韧带、关节囊、筋膜受损，可为部分撕裂，甚至完全断裂。有过扭伤经历的朋友可能记忆犹新，腰部疼痛可使活动受限，严重影响生活和工作。其实，在扭伤之后马上采取一些小方法，可以缓解疼痛，促进受损组织的恢复。

　　"人中穴"在鼻唇沟上 1/3 与下 2/3 的交界处，用食指的指腹稍微用力点揉，切勿用指甲，以免损伤皮肤。探查双侧"后溪穴"与"腰痛点"，哪个位置疼痛即点揉哪个穴位。点揉这三个穴位的同时，都要轻轻扭动腰部，逐渐增加活动幅度，随着穴位痛感的减轻，腰部的痛感会下降。

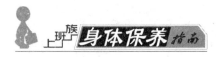

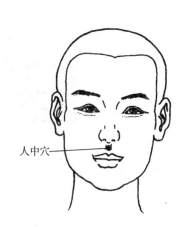

人中穴

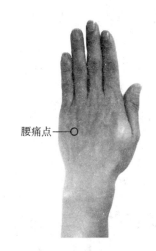

腰痛点

　　腰为肾之府，腰部损伤，需要补益肾气来帮助恢复腰部肌肉的功能，在眼角内侧点几滴淡盐水是强腰固肾的简便方法。眼角内侧是膀胱经的起点，膀胱经在腰部的线路正好经过肾区，而盐水是咸的，按照"酸、苦、甘、辛、咸"五味的对应关系，咸味入肾，有强壮肾气的作用。

　　上述办法如操作及时、得当，可以缓解急性腰扭伤的疼痛，但患者3～5天内一定要注意腰部活动的幅度，不要负重，远离空调，待活动自如后，方可过夫妻生活，以免腰部再次受损，形成慢性腰肌劳损，就得不偿失了。

扫码听书

坐骨神经痛

【自我辅助调理方法】

1. 探查胆经，敲揉"风市穴""阳陵泉穴""悬钟穴"，点揉"临泣穴"，方法见第46～47页。

2. 探查膀胱经，点揉"委中穴""昆仑穴"，敲揉"合阳穴""承山穴"，方法见第34页。

3. 探查肾经，点揉"大钟穴""水泉穴""照海穴"，方法见第37～38页。

4. "肾俞穴"拔罐15分钟，拔两天、歇一天，待黑紫颜色消失可停止，方法见第36页。女性经期勿拔罐。

5. 晨起用艾条悬灸"关元穴"20～30分钟，坚持数日。待艾灸2～3分钟，全腹皆有热感时方可停止。

6. 直腿抬高运动，方法见第70～71页。

【方法释疑】

坐骨神经痛的疼痛部位常见于腰部、臀部、大腿后侧、小腿后外侧和足外侧。按照经脉的循行线路，下肢后侧是膀胱经的领地，下肢外侧是胆经的区域，故自我调理时首先疏通胆经、膀胱经。另外，膀胱与肾是表里关系，坐骨神经痛常与腰椎间盘突出有关联，疏通肾经、温补肾阳也是缓解坐骨神经痛的常用方法。

疏通经络时，患侧胆经的"风市穴""阳陵泉穴"会痛不可摸，每日要敲揉2次，每处每次10分钟，3～5天疼痛会减轻；膀胱经的"委中穴"，拇指

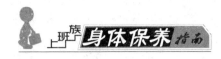

点揉时可能会有结节或者疙瘩，忍住疼痛多按揉几次，把这个疙瘩揉开，揉的时候力道要深透，不要在皮肤上蹭来蹭去，以免造成皮肤破损。敲揉"合阳穴""承山穴"，点揉"昆仑穴"时，可能痛不可摸，要有心理准备。

"肾俞穴"拔罐、艾灸"关元穴"有强腰固肾、温补肾阳的作用，对于缓解腰肌紧张、下元虚冷的作用明显，在实践中我常用此法来补肾。直腿抬高运动可以舒缓下肢肌肉，促进气血运行，适合日常锻炼。

坐骨神经痛患者平时要注意避寒，膀胱经、胆经易受寒邪侵袭，寒主收引，从而导致拘挛疼痛。腰部用力时要注意保护，行走不要过度，有些人不顾自身能力而盲目过度锻炼，是不可取的。

膝关节肿痛

扫码听书

【自我辅助调理方法】

1. 点揉 "委中穴"，敲揉 "合阳穴"，方法见第34 页。
2. 敲揉 "风市穴" "阳陵泉穴"，方法见第46～47 页。
3. 点揉 "阴陵泉穴"，方法见第25 页。
4. 在膝盖外侧、内侧韧带上寻找结节点，忍痛点揉。
5. 直腿抬高运动，方法见第70～71 页。

【方法释疑】

在日常生活中，膝关节肿痛并不全由外伤所引起，关节长时间受湿寒之气侵袭也是导致膝盖疼痛的原因。膝关节周围的软组织比较复杂，包括两侧的侧韧带，后方有交叉韧带，中间有半月板，关节周围还有众多的韧带、肌腱等，这些组织在受损后会出现局部疼痛、肿胀、活动受限。

通过影像学检查，排除骨头的退行性改变，只要是软组织损伤导致的膝关节肿痛，就可以按照上面的方法自我调理。当然，点揉时，"委中穴" "阳陵泉穴" "风市穴"、侧韧带的结节点会十分疼痛，"通则不痛，痛则不通"，只有把这些点揉开，气血才能运行顺畅。

直腿抬高运动是保养膝关节的合理方法，即使有人用小针刀松解后病情好转，也要进行这种康复训练。同时，尽可能减少骑车、爬山等需要跳跃和反复上下的活动，这些运动方式都可引发膝关节问题。对于膝关节肿痛者，天气转冷时就要戴护膝，防止再次受寒。

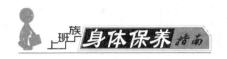

腿部抽筋

扫码听书

【自我辅助调理方法】

1. 探查膀胱经，敲揉患侧"承山穴""合阳穴"，点揉"昆仑穴"，方法见第34页。

2. 探查肝经，敲揉"阴包穴"，方法见第49页。

【方法释疑】

说到抽筋，人们总以为是缺钙所致，可有些人检测后血钙指标正常，或者补钙后症状却得不到缓解。我们知道缺钙会使肌肉痉挛，但补钙后病情没有好转，难道没有另一种可能吗？原因是血液中的钙不缺乏，只是没有很好地布散到肌肉细胞中。比如"寒主收引"，小腿受寒的时候更容易抽筋，故在冬季或常吹空调时，本病发病率较高；而肝血亏虚时，血不荣筋，筋脉失养，这种原因也会导致肌肉细胞的微量元素不足。

在我的第一本书《通则不痛，痛则不通》中，介绍膀胱经自我疏理的方法时举了一个例子：我爱人在怀孕6个月时（孕期未补充任何微量元素）小腿抽筋，通过点揉"承山穴"而治愈。所以，对于受寒引起的抽筋，只要疏通"合阳穴""承山穴""昆仑穴"，效果会立竿见影。

肝血亏虚者会伴有夜梦频发、晨起目涩、心烦耳鸣等症，配合疏通肝经"阴包穴"的同时，可以请中医师辨证诊治，用"芍药甘草汤"治疗比较合适。此方是《伤寒杂病论》的经典方，清代名医陈修园歌曰："芍甘四两各相均，两脚拘挛病在筋。阳旦误投热气烁，苦甘相济即时伸。"

年长之人，平素容易小腿抽筋者，要注意下肢的保暖，经常探查肝经、膀胱经，如有痛点则及时按揉疏通。

以上总结了上班族容易发生的疾病，提供了一些辅助调理的方法，希望能帮助大家改善身体状况。《朱子家训》曰："宜未雨而绸缪，勿临渴而掘井。"保养身体亦如此，与其在疾病来袭时将身体托付给医生，束手无策，不如每天自我经络体检，以清除健康隐患，并合理饮食、按时起居、舒缓心情。原来每个人手里都有一把健康的钥匙，我们试着与身体对话的同时，慢慢就会开启健康之门。